U0215116

普通高等教育"十二五"规划教材
全国高等医药院校规划教材

医学影像图像处理

实践教程

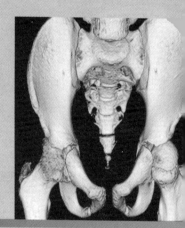

主编　邱建峰　聂生东

清华大学出版社
北京

内 容 简 介

本教材作为医学影像图像处理课程的理论和实践指导教材,并作为开办影像技术专业的院校的该专业基础课教材。全书着眼于放射、超声、核医学和放疗领域的影像处理与应用,以医学影像的产生、特点、处理方法、临床应用为基本框架,讲述影像增强、影像分割、影像融合、影像变换、影像重建等知识。着重强调医学图像处理在现代医学影像实践(放射、放疗、核医学)中的具体应用。

图书在版编目(CIP)数据

医学影像图像处理实践教程/邱建峰,聂生东主编. —北京:清华大学出版社,2013(2024.8重印)
普通高等教育"十二五"规划教材 全国高等医药院校规划教材
ISBN 978-7-302-32458-4

Ⅰ. ①医… Ⅱ. ①邱… ②聂… Ⅲ. ①影像诊断-图象处理-高等学校-教材 Ⅳ. ①R445

中国版本图书馆 CIP 数据核字(2013)第 106341 号

责任编辑:王 华
封面设计:戴国印
责任校对:赵丽敏
责任印制:刘 菲

出版发行:清华大学出版社
      网   址:https://www.tup.com.cn,https://www.wqxuetang.com
      地   址:北京清华大学学研大厦 A 座   邮   编:100084
      社 总 机:010-83470000   邮   购:010-62786544
      投稿与读者服务:010-62776969,c-service@tup.tsinghua.edu.cn
      质量反馈:010-62772015,zhiliang@tup.tsinghua.edu.cn
印 装 者:涿州市般润文化传播有限公司
经   销:全国新华书店
开   本:185mm×260mm   印   张:11.5   字   数:302 千字
版   次:2013 年 8 月第 1 版   印   次:2024 年 8 月第 13 次印刷
定   价:29.80 元

产品编号:042648-01

编者名单

主　　编　邱建峰　聂生东
副 主 编　牛延涛　黄忠浩
编写人员　（以姓氏拼音为序）

巩　萍　徐州医学院

黄忠浩　万杰医学院

景　斌　首都医科大学

康天良　首都医科大学附属北京同仁医院

李明彩　新乡医学院

李文博　北京协和医学院附属北京协和医院

聂生东　上海理工大学

牛延涛　首都医科大学附属北京同仁医院

邱建峰　泰山医学院

张光玉　泰山医学院

前 言

PREFACE

　　图像处理的理论和方法博大精深，其在医学里的应用更是随着医学成像技术的发展而日新月异。对于从事医学影像技术工作的技师而言，掌握一定的医学影像处理基础，了解较新的医学图像处理应用，可提高工作效率，减轻工作负担。对于即将从事医学影像技术工作的医学影像、生物医学工程和医学物理专业的学子，医学影像处理更是需要能熟练应用的基本工具。

　　基于以上考虑，我们联合了国内开设医学影像处理的几所医学院校专业教师，从实际应用的角度出发，编写了这本基于 Matlab 的医学图像（影像）处理实践教程，以帮助广大学子和影像技术同道简单快速地切入医学影像处理的实用层面，并灵活地应用到实际工作中。

　　我们希望提供给读者一本简洁实用的小册子，一本方便准确的实验指导书。因此，对于图像处理复杂纷繁的具体原理仅作简单介绍，而将重点放在针对医学影像的具体处理应用和方法实现中。书中所用图像多是临床实际医学影像，所设计的具体实验也以常见的临床影像处理为主。

　　本书共 8 章内容，含 18 个实验项目。第 1 章绪论，由泰山医学院邱建峰博士和上海理工大学聂生东教授编写；第 2 章医学影像基础，由新乡医学院李明彩老师编写；第 3 章医学影像运算与增强，由首都医科大学附属北京同仁医院牛延涛博士、康天良技师编写；第 4 章医学影像分割，由万杰医学院黄忠浩老师编写；第 5 章医学影像的配准与融合，由徐州医学院巩萍博士编写；第 6 章医学影像重建和第 7 章影像三维可视化，由泰山医学院邱建峰、张光玉博士编写；第 8 章医学功能影像分析，由中国医学科学院北京协和医学院附属北京协和医院李文博物理师和首都医科大学景斌博士合作编写。限于时间和精力，部分参考文献可能由于疏漏未被列入本书参考文献目录，敬请谅解。

　　感谢清华大学出版社的鼎力支持，感谢王华编辑的辛勤工作。限于我们的专业水平和能力，书中难免存在错误，敬请读者批评指正。

编　者

2013 年 1 月

目　录

CONTENTS

第1章

绪 论

医学影像（图像）处理技术是图像处理的一个重要分支，是指使用图像处理技术对医学影像进行获取、处理、增强等操作，以得到医学所需的人体信息和生物信息。

随着现代成像技术的发展，医学影像处理技术逐渐融合了医学影像学、医学信息学、图形学等多领域的内容，成为一门交叉学科。在生命科学研究和疾病的发现与治疗中，体现出重要的应用价值。

与一般意义的图像处理相比，医学影像处理体现出其特殊性和实用性。医学影像处理的处理对象为医学影像，如何从现有医学数字影像中获取更多利于诊断的信息，是医学影像处理的最直接目的。对具体技术的应用皆是围绕这一目的展开的。因此，对技术和算法本身的追求并不重要，重要的是技术使用的效果和便利性。

目前的医学影像处理技术主要集中在影像信息的增强，病灶信息的识别和量化，对影像中组织的分割、融合和重建，功能影像的分析，基于定量影像学和精确治疗的影像综合处理等领域。

第1节 医学数字成像系统概述

医学影像的来源是医学数字成像系统，也就是广泛存在于医院和医学研究机构的数字 X 线摄影（digital radiography）、数字减影血管造影（digital subtraction angiography，DSA）、X 线计算机断层成像（computed tomography，CT）、磁共振成像（magnetic resonance imaging，MRI）、超声成像（ultrasound imaging，USI）、放射性核素成像（radioactive nuclide imaging，RNI）等，其中数字 X 线摄影包括计算机 X 线摄影（computer radiography，CR）、直接数字 X 线摄影（direct digital radiography，DDR 或 DR）和多丝正比电离室 X 线摄影。放射性核素成像系统又包含 γ 照相机（gamma camera）、单光子发射型计算机体层（single proton emission computed tomography，SPECT）和正电子发射型计算机体层（positron emission computed tomography，PET）。

从更广义的角度讲，医学成像系统还应包含其他非常见医学成像系统、显微成像系统和动物成像系统。非常见医学成像系统是指非放射科、核医学科和放疗科所使用的医学成像系统，包含内镜、光学相干断层成像（optical coherence tomography，OCT）、红外成像仪、微波成像仪、热成像等。这些成像系统成像的物理源各不相同，包括可见光、激光、红外线、微波等，它们已经应用于临床人体成像，但应用范围较窄，所以在信息管理和图像格式规范上，与常用医学成像系统相比仍有差距。显微成像系统是指数字显微镜、体视显微镜、激光扫描共聚焦显微镜（laser scanning confocal microscope，LSCM）等一系列以观察微观结构为目的的成像系统。动物成像系统是指以基础医学研究为目的，针对小动物活体成像的成像系统，包括小动物 Micro-CT、小动物 Micro-MRI、小动物光学成像或多合一的小动物 PET/CT 成像系统等，它们主要的成像原理和技术应用与人体成像系统相同，但成像范围、成像分辨率等则有所区别。

本书主要针对第一类成像系统所得医学影像进行分析和处理，同时部分涉及另两类系统影像；期望在实用的基础上，尽可能多地探讨一些医学基础影像分析和处理。

一、数字 X 线成像

传统的 X 线成像始于 1895 年，伦琴发现 X 线后，很快就应用于医学成像。借助 X 线，人们透过皮肤看到体内的骨骼，这开创了对人进行影像学诊断的先例。到目前为止，临床影像的绝大多数仍是各种 X 线图像。由于成像的物理源是 X 射线，具有放射性，因此放射学、放射技术等名称皆由此而来。

随着信息技术的发展，20 世纪 80 年代，结合了数字技术的数字 X 线成像系统飞速发展，逐渐出现了存储荧光体方式的 CR 系统、采用平板探测器（flat panel detector，FPD）的 DR 系统以及数字 X 线透视，这些技术用数字 X 线影像替代了传统的 X 线平片，也使得强大的数字图像处理技术可以应用于医学影像领域。

无论模拟 X 线成像还是数字 X 线成像，其基本物理原理是相同的，是由 X 线管发出的 X 线透过被检人体的组织结构时发生衰减，由于各种组织的密度（ρ）、原子序数（Z）以及厚度（d）的不同，对 X 线的衰减系数（μ）也不同，使得穿过人体出射的 X 线强度不同而产生 X 线对比度并由屏-片系统（影像增强器、成像板或平板探测器）接收，再经过处理形成可见的光学影像。

X 线透过被照体时，如果把被照体作为信息源，X 线作为信息载体，那么 X 线影像形成的过程就是一个信息传递与转换的过程。X 线穿过被照射体有一定程度的衰减，这种 X 线在物质中的衰减符合如下规律：

$$I = I_0 \mathrm{e}^{-\mu d} \tag{1-1}$$

式中，I 为透过被照体的 X 线强度，I_0 为入射 X 线强度，μ 为线性衰减系数，d 为被照体的厚度。被照体可能含有不同的组织，其对 X 线的衰减也有强弱之分。这种衰减差异造成穿透被照体 X 线的强度 I 之间存在差异，这种强度差异就是组织之间对 X 线衰减的天然对比度。X 线穿过被照体到达胶片或影像板后，这种强度差异变成可见光差异。经过胶片冲洗或影像板读取后，差异最终转换成人眼可见的灰度差，呈现出黑白不同的 X 线影像。

在 X 线影像中，由于 X 线直接透射过一定厚度的肢体组织，穿透的 X 线衰减程度是所经过路径上所有组织衰减的综合。因此，X 线影像也称透射像，其在 X 线穿过路径上的组织无法区分前后位置。如 X 线胸部正位片中，脊柱、心脏和胸骨影像是有相互重叠的，如果不借助解剖学知识，无法分清相互的位置关系。

二、断层成像

与透射像不同的是断层像，能获得断层像的成像系统称为断层成像系统。它包含同样使用 X 线的 CT、利用核磁共振原理成像的 MRI、利用放射性核素成像的 SPECT 和 PET、利用可见光成像的 OCT 和 LSCM 等。

断层成像技术结合了计算机技术，采用投影方式获得对于被照体固定角度或固定层面的天然对比度信息，通过多次采集并行计算，最后得到一系列组织切面数字影像，也称断层影像。断层影像和透射影像见图 1-1。

不同断层成像系统的成像方式不尽相同，但都需要大规模的矩阵计算。这种通过计算（主要是积分或迭代计算）获取断层影像的方法也称影像重建。具体内容和实验示例将在第 6 章中讨论。

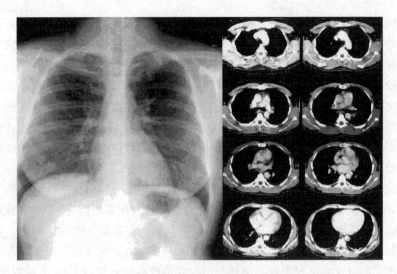

图 1-1　透射图像和断层图像

（一）CT 成像

1972 年，英国工程师 G. N. Hounsfield 发明了 CT。CT 虽然仍使用 X 线作为物理源，但无论从成像装置、成像原理，还是从图像处理和影像诊断上都与传统的 X 线成像有所不同。CT 是使自 X 线管发出的 X 线先经过准直器形成很细的射线束后穿透人体被检测层面，经人体内组织、器官衰减后，射出的带有人体信息的 X 线束到达检测器；检测器将含有被检体层面信息的 X 线转变为相应的电信号，再通过测量电路将电信号放大，由 A/D 转换器变为数字信号送入计算机处理系统处理；计算机系统按照设计好的方法进行图像重建和处理，得出人体层面上组织、器官衰减系数（μ）分布情况，并以灰度方式显示人体这一层面上组织、器官的影像（图 1-2）。

CT 成像具有许多优势，如可获得无层面外组织结构干扰的横断面图像，准确地反映解剖结构；密度分辨力高；能够准确地测量各组织的 X 线吸收衰减值，并进行定量分析；断层序列影像可以进行多种三维可视化。

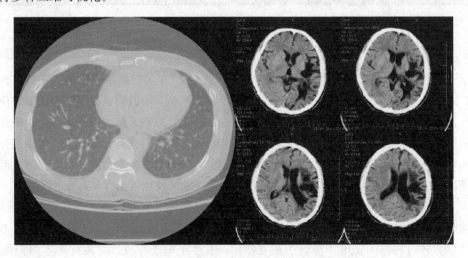

图 1-2　CT 肺部影像和四幅 CT 颅脑扫描影像

（二）磁共振成像

磁共振成像是利用核磁共振（nuclear magnetic resonance，NMR）这一物理现象来获得人体内部组织的断面影像的成像技术，因具有多模态成像、软组织成像清晰、可任意断面成像、对人体无电离辐射等优点而在医学诊断中被广泛应用。功能磁共振成像、弥散张量成像等高级成像技术的出现，又使磁共振成像技术应用到了研究人脑功能的基础研究领域。

磁共振成像主要利用人体组织中某种原子核（一般为氢核）的核磁共振现象，这是一种原子核与外部磁场之间的能量交换过程。将人体置于一个均匀的外加磁场中，同时施加一定频率的射频信号（射频电磁场），则在人体与外磁场中就会存在能量的交换。如果此时在人体外部放置一定方向的线圈，则线圈中会产生与所交换能量大小对应的电信号；将所得电信号经过处理并经计算机分析重建，即可得出人体某一层面的影像。

MRI 的空间分辨率一般 $\geq 0.5\mathrm{mm}$，虽不如 X-CT 高，但它的密度分辨率优于 X-CT，在图像上可显示软组织、脂肪、肌肉、肌腱、神经、韧带、血管等。磁共振影像同 CT 影像相同，也是断面成像技术，并可以根据需要获得矢状位、冠状位、横断位和斜位影像。磁共振影像主要反映人体内所含氢核的空间分布差异，也称质子密度加权像（PDWI）。由于磁共振可以多模态成像，因此还可以获得反映不同能量交换过程参数的影像类型，如反映纵向弛豫时间的 T_1 加权影像（T_1WI）、反映横向弛豫时间的 T_2 加权影像（T_2WI）（图 1-3）。此外，磁共振成像还可以通过选择不同的扫描序列，获得弥散影像、血管影像、功能影像等特殊成像类型。

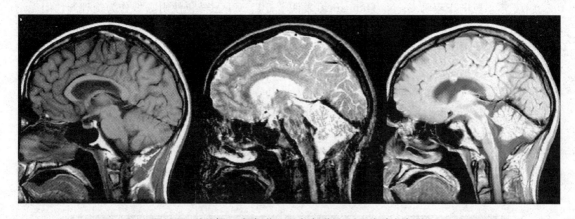

图 1-3　磁共振 T_1 加权像、T_2 加权像和质子密度加权像

（三）PET 成像

正电子发射型计算机断层成像（PET）出现于 20 世纪 70 年代后期，Kuhl 等人把放射性核素扫描与 CT 技术结合起来，研制出 PET。PET 也是断层成像系统，所以明显提高了核医学成像的定位能力，在动态功能检查或早期诊断方面有其独到之处。PET 可以用人体代谢所必需的物质标记上短寿命的放射性核素（正电子放射性核素）制成显像剂，注入人体后进行扫描成像，特别适合进行人体生理和功能方面的研究，尤其是对脑神经功能的研究；缺点是有辐射危险，且在其附近需要有生产半衰期较短的放射性核素的加速器和放射化学实验室，临床使用时须有多人为之服务。

PET 成像时，放射源（放射性核素）在被检人体内部，由体外设置的环状检测器进行检测，分析核素在人体内的分布和代谢。常用的正电子放射性核素有 ^{11}C、^{13}N、^{15}O、^{18}F 等。这些正电子放射性核素在人体内放出的正电子与组织相互作用，发生正电子湮没，并由此产生两个能量相等（511keV）、方向相反的 γ 光子，用符合探测在相反方向同时探测这两个 511keV 的 γ 光子，并将探测到的光子进行符合探测计数，经过信号处理和数据重建后，进行体层显像。

PET 影像分辨率较低，一般极限分辨率为 2mm 左右，其主要作用是显示人体器官的功能，成像质量低于 CT 和 MR 影像（图 1-4）。PET 影像可反映某一正常组织或病灶的放射性分布（形态显示）、放射性标记药物浓集速率、局部葡萄糖氨基酸和脂肪代谢、血流灌注、氧利用率以及其他许多活体生理参数等。

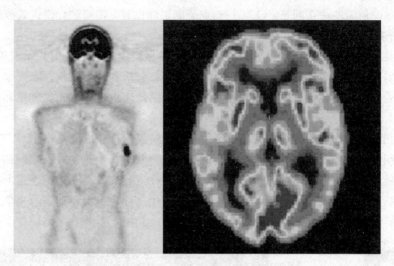

图 1-4　PET 影像，躯干冠状位和颅脑横断位

三、其他成像

（一）光学相干断层成像技术

光学相干断层成像技术（OCT）是一种可对生物组织进行非侵入检测的光学成像技术，它结合光学相干测量和断层扫描技术，能够实现在体、实时、三维的医学成像，在眼睛、皮肤和心血管领域应用广泛。OCT 设备与影像见图 1-5。

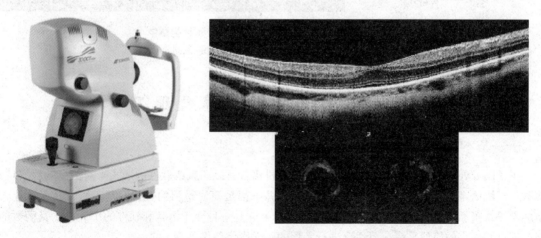

图 1-5　OCT 设备与 OCT 眼底黄斑图像、OCT 血管图像

＊OCT 血管图像来源 http://www.39kf.com/focus/lc/csyx/2007-05-29-373795.shtml

目前 OCT 主要应用在眼科，进行眼底成像。它通过各种组织对光的反射吸收及其散射能力的不同而对组织进行断层成像，以分辨组织结构，其轴向分辨率可达 $10\mu m$。OCT 在视网膜疾病、黄斑疾病、视神经疾病、青光眼等临床研究方面有重要价值；它可为视网膜疾病，尤其是黄斑病的诊

断及鉴别诊断提供有价值的依据，如黄斑裂孔、黄斑前膜、黄斑水肿、玻璃体黄斑牵引综合征等。

OCT 还可用于血管成像，由于具有超高的分辨率，可以观察到血管壁上细微结构的改变，可以准确识别红色血栓和白色血栓，可以通过测定斑块表面的纤维帽厚度及纤维帽内巨噬细胞浓度，判断是否为易损。但需要注意的是，OCT 进行血管断层成像时是需要进行侵入式成像的。

（二）激光共聚焦显微镜

激光扫描共聚焦是采用激光作为光源，在传统光学显微镜基础上采用共轭聚焦原理和装置，并利用计算机对所观察的对象进行图像处理的一套观察、分析和输出系统。除光学显微镜部分之外主要由激光光源、扫描装置、检测器、计算机系统、图像输出设备、光学装置和共聚焦系统等组成。

通过激光扫描共聚焦显微镜，可以对观察样品进行断层扫描和成像。相比 OCT，LSCM 更多地用在显微组织的成像中（图 1-6），它可以无损伤地观察和分析细胞的三维空间结构。同时，激光共聚焦显微镜也是活细胞的动态观察、多重免疫荧光标记和离子荧光标记观察的有力工具，尤其在研究和分析活细胞结构，分子、离子的实时动态变化过程，组织和细胞的光学连续切片和三维重建等方面，是传统的光学显微镜所望尘莫及的。

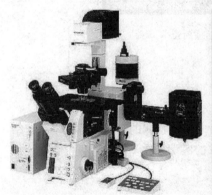
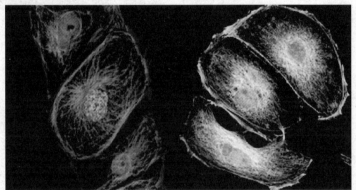

图 1-6　激光共聚焦显微镜和激光共聚焦细胞影像

图片来源 http: //202. 113. 22. 5：8080/lifeweb/jiguanggongju. htm

第 2 节　常用医学影像处理工具

一、基本图像处理语言

医学图像处理的各种技术方法需要借助计算机语言、以函数或软件的形式来简洁高效地实现。多数计算机语言均可进行图像处理编程实现，但并不都是简便易用的。我们基于影像技术从业人员的学习背景和理论基础，推荐使用 Matlab 平台，它是一种介于语言和软件的中间件，其函数的高度整合和语言的简便易懂，更适合进行实用的医学影像图像处理。

Matlab 是一种功能强大、运算效率高的数字工具软件，全称 Matrix Laboratory。起初它是一种专门应用于矩阵运算的软件，诞生于 20 世纪 70 年代，由 Cleve Moler 博士及其同事开发。经过多年的发展，Matlab 已演变成可以解决多数科学问题计算的综合性软件，目前已升级到 Matlab 2011 版本。

Matlab 的基本数据单位是矩阵，其指令表达式与数学、工程中常用的形式十分相似，所以用

Matlab 来解算问题要比用 C、VB 等语言简单方便。同时在新版本的 Matlab 中，也支持对 C、JAVA、C++的直接调用。用户也可以将自己编写的实用程序导入到 Matlab 函数库中方便自己以后调用。Matlab 除了数值计算能力外，还提供了专业水平的图像处理、符号计算、文字处理、可视化建模仿真和实时控制等功能。

目前的 Matlab 版本包括拥有数百个内部函数的主箱和三十几种工具箱（toolbox）。工具箱又可以分为功能工具箱和学科工具箱。功能工具箱用来扩充 Matlab 的符号计算、可视化建模仿真、文字处理及实时控制等功能。学科工具箱是专业性比较强的工具箱，如图像处理工具箱、控制工具箱、信号处理工具箱、通信工具箱等。这些工具箱都是由特定领域的专家开发的，用户可以直接使用而不需要自己编写代码。目前，Matlab 主要有数据采集、数据库接口、概率统计、样条拟合、优化算法、偏微分方程求解、神经网络、小波分析、信号处理、影像处理、系统辨识、控制系统设计、LMI 控制、鲁棒控制、模型预测、模糊逻辑、金融分析、地图工具、非线性控制设计、实时快速原型及半物理仿真、嵌入式系统开发、定点仿真、DSP 与通信、电力系统仿真等工具箱。

Matlab 是一个高级的矩阵/阵列语言，有控制语句、函数、数据结构、输入、输出和面向对象的编程特点，其语言规则和编程方法简单易学，Matlab 语言是基于最为流行的 C++语言基础上的，因此语法特征与 C++语言极为相似。用户可以在命令窗口中输入语句并执行，也可以先编写好一个大的复杂应用程序（M 文件）后，再作为函数调用运行。

由于 Matlab 中将所有的数据以数组的形式来表示和存储，矩阵和数组是 Matlab 的核心，所以 Matlab 具有强大的数字图形图像处理能力。同时，Matlab 带有相应的影像处理工具箱（image processing toolbox）和影像处理函数，简化了编程过程，可以十分方便地用于医学影像处理演示和练习。

Matlab 可在编辑窗口中直接编程运行或调用影像处理函数，影像及其处理后效果一般在 Figure 窗口中显示。常见的影像处理操作（可调用的影像处理函数）有：

影像读取 imread('文件名.格式')，影像格式必须是 JPEG、BMP、PCX、TIFF 等 Matlab 支持的影像文件格式，以及二值影像、索引影像、灰度影像、RGB 影像和多帧影像阵列等 Matlab 支持的影像类型。如：I= imread('rice.png')，意为读取影像 rice.png，并赋给矩阵 I。

影像的查询 imfinfo('文件名.格式')，在 Matlab 中查询一个影像文件的信息，对应于所有影像处理工具箱中所有支持的影像文件格式。如：info= imfinfo('rice.png')，即查询影像 rice.png 的相关信息，并赋给 info。

影像的显示函数 imshow('文件名.格式')，显示影像的最基本的手段。该函数还产生了影像对象的句柄，并允许对对象的属性进行设置。显示二值影像使用 imshow（BW），BW 为黑白二值影像矩阵；显示索引影像使用 imshow（X，map），X 为索引影像矩阵，map 为色彩图示；imshow（RGB）：显示 RGB 影像，RGB 为 RGB 影像矩阵；对影像灰阶进行部分显示使用 imshow（I，[low high]），其中［low high］用于定义待显示灰阶的范围。

Matlab 还提供了若干函数，用于影像类型的转换。gray2ind 灰度影像或二值影像向索引影像转换；im2bw 设定阈值将灰度、索引、RGB 影像转换为二值影像；im2double 将影像数组转换为 double 型；im2uint8 将影像数组转换为 uint8 型；ind2gray 将索引影像转换为灰度影像等。

Matlab 针对影像的各种处理函数有数百种之多，并且还在不断丰富。我们可以通过了解函数的 M 文件来详细学习和掌握各种影像处理函数的使用，同时还应在不断的处理实践中熟练应用。下例是调用函数对影像进行读取、点运算、精度转换并最终显示的 Matlab 程序示例，Matlab 更详细的影像处理实现将在以后各章中给出。而本书实验示例的编写，也主要基于 Matlab。

```
I = imread ('rice.png');
rice= double (I);
rice2= rice * 0.5+ 50;
J= uint8 (rice2);
subplot (1, 2, 1), imshow (I);
subplot (1, 2, 2), imshow (J);
```

对于逐步趋于标准化的医学影像，Matlab 也可以进行直接读入、读出和各种处理，并且针对医学图像信息增强和三维可视化的 Matlab 程序也层出不穷。以 7.1 版本为例，针对数字医学成像通信标准（digital imaging and communication of medicine，DICOM）影像的处理语句有：Dicomread、Dicomwrite、Dicominfo、Dicomanon 等，对 DICOM 图像的读取、信息获取都实现了一条函数完成。如：

```
I= dicomread ('1.2.840.113619.2.55.1.1762854192.1786.959755105.93.dcm')
```

可将 DICOM 文件的影像数据读出并赋给 I。

二、常用影像处理软件

随着断层成像技术的发展，医学影像呈现出海量化的趋势。如现有 256 排螺旋 CT 扫描肺部组织，采用最小的层厚可能会得到多达几百幅断层影像。磁共振的 fMRI 和 DTI 成像，也往往一个序列有几十幅甚至上百幅影像。这种情况下，再对医学图像进行单幅的 Matlab 编程或函数调用处理，显然已经不太可能。一些可以批量或自动进行图像处理的软件平台应运而生，如 EZDI-COM、Osiris、MITK 等，这些平台可以快捷地实现医学图像的读取、增强和融合等。

同时，海量的小层间隔断层图像序列，甚至无间隔断层图像序列，使得三维图像可视化和重建更加清晰和准确。在计算机硬件对图形图像的显示能力提高的前提下，医生对很多影像的观察已经由二维跨入三维，部分 CT 系统甚至可以在扫描过程中实时进行三维显示。这也促使大量的能快速读取断层序列，并进行三维定量分析和处理的软件产生，如 MIMICS、3D Doctor、3D slices、Amira 等。

上述软件虽然很多处理是后台进行的，用户仅能在有限程度上调整处理的具体参数；但基于实用目的，我们也会介绍部分上述软件，并提供几个利用软件进行序列影像处理的实验示例，主要集中于三维重建和建模。

（一）MIMICS

MIMICS 是 Materialise 公司推出的一套高度整合、快捷易用的三维重建和处理软件。它可以快捷导入 CT、MRI 等断层序列图像数据，对序列图像进行基于阈值和形态学算法的组织分割，进行面绘制为主的三维重建，还可进行大规模数据的转换处理。

MIMICS 对影像技师和医师最直接的帮助就是可以通过简单的阈值分割设定后，快速获得直观的三维影像，并进行定量测量和分析。即使是上百幅的 DICOM 图像序列，用户也可以在 PC 上通过简单操作，获得三维信息。这种方式等同于将成像系统的工作站功能转移到了 PC 上，用户携带断层图像，就可以在软件中实现三维浏览。

MIMICS 还有一个重要功能就是建模和模型分析。对于生成的三维组织影像，如果需要进行力学仿真计算研究，在 MIMICS 中可以将三维影像转化为实体模型，便于进行有限元分析（一种力学仿真分析方法）和快速成型。这将医学影像延伸到了分析和治疗的领域，我们可以将 MIMICS 生成的骨骼或器官实体模型，导入有限元分析软件，仿真模型受力后的变化，并将结果应用于人体治疗和康复。

MIMICS 还具有手术模拟模块，它是手术模拟应用的平台，可用人体测量分析模板进行细部的数据分析，对骨切开术及分离手术以及植入手术进行模拟，或解释手术的过程。

（二）3D Doctor

3D Doctor 是 Ablesw 公司的 3D 处理软件。MRI、CT、PET、显微镜等医学影像可以被该软件识别，同时也可应用于科学和工业成像测量。对于医学影像处理应用，3D Doctor 的主要功能同 MIMICS 类似，此外还具有融合、配准和三维内镜重建等序列图像处理功能。3D Doctor 的基于向量的编辑工具，可以方便地完成对影像的处理、测量以及定量分析。3D Doctor 提供了类似于 Basic 的脚本语言，图像处理专家也能用它们编制自己的程序，充分利用软件所具有的先进功能。

实验一　CT、MRI 断层影像数据的采集

（一）实验目的

1. 掌握简单的 CT、MRI 影像数据采集；

2. 掌握使用 Matlab 和 EZDICOM 进行影像显示和信息获取。

（二）实验器材与设备

CT 及 MRI 系统、PC 或图形工作站、Matlab、EZDICOM 软件。

（三）实验方法与步骤

1. CT、MRI 单幅影像采集　CT 和 MRI 系统一般使用 UNIX 操作系统管理扫描和软件界面，部分 CT 和 MRI 生产厂商也会采用自带的操作系统和对应软件。鉴于系统使用和维护要求，建议在 CT 和 MRI 系统自己的软件界面中，采用刻录方式采集和导出 DICOM 影像。

将刻录影像的光盘在 PC 中打开，进入光盘目录。一般 CT 和 MRI 系统会按照日期或被检者编号来命名此次扫描所有图像的文件夹。打开文件夹，如被检者在一次检查过程中进行了多组扫描，则系统会为每次扫描建立多个子文件夹，如图 1-7 所示。本次检查共进行了一次定位和四次扫描，共有五个文件夹，同时含有一个 DICOM 影像集的信息文件：DICOMDIR，记录扫描细节。

进入单次扫描的子文件夹，可以显示出多个 DICOM 文件图标。文件是以 .dcm 为后缀的 DICOM 影像，一般编号按照扫描顺序排列。

DICOM 是数字医学成像通信标准（digital imaging and communication of medicine，DICOM），它是美国放射学会（American College of Radiology，ACR）和美国电器制造商协会（National Electrical Manufacturers Association，NEMA）组织制定的专门用于医学图像的存储和传输的标准名称。制定目的旨在解决医学成像设备的互联，统一图像格式和传输等问题。

符合 DICOM 标准的文件扩展名通常为"∗.dcm"，如图 1-7 所示。目前大多数的图像处理软件都不支持该格式，阅读该格式图像需要专用读图软件，如 EZDICOM、DICOMview 等。DICOM 影像格式采用位图的方式，逐点表示出其位置上的灰度和颜色信息。对于一个像素值，DICOM 称为采样值（sample value）。采样值的描述方法用三个数据元素给出，分配位数（bits allocated）指出了该采样值存储的二进制位数。存储位数（bits stored）指实际占用的位数。最高位位置

(high bit) 指明该值最高位在分配的存储单元中的位置。具体的 DICOM 格式信息将在第 2 章中详细讲解。

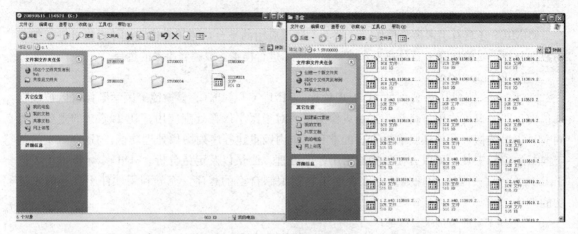

图 1-7　DICOM 影像图标

可以使用两种方式来打开 DICOM 影像，Matlab 函数打开和 EZDICOM 软件打开。

启动 Matlab 软件，将工作路径 current directory 修改为现有 DICOM 影像所在文件夹；

用 Dicomread 读取一幅 CT 的 DICOM 影像：

```
i= dicomread ('1.2.840.113619.2.55.1.1762854192.1786.959755105.93.dcm');
figure, imshow (i);
```

显示的影像如图 1-8a 所示。由于 DICOM 影像往往具有超过两千个灰阶，因此直接在 Matlab 中显示，往往无法显示最合适的窗宽窗位。可以调节显示灰阶范围来改变影像显示效果。如：

```
figure, imshow (i, [100 2048]) 或 figure, imshow (i, [1024 2048])
```

显示效果分别如图 1-8 所示。

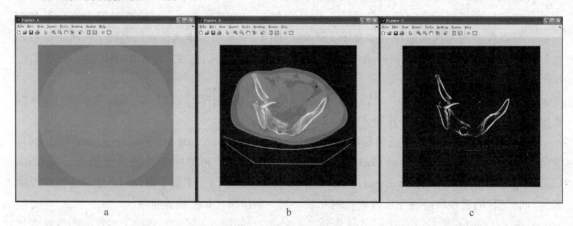

图 1-8　CT 的 DICOM 影像显示

a. 默认灰阶参数的显示结果；b. ［100 2048］的显示结果；c. ［1024 2048］的显示结果

查看该 DICOM 影像的具体信息：

```
info= dicominfo ('1.2.840.113619.2.55.1.1762854192.1786.959755105.93.dcm')
```

结果如下：

```
info=

                              Filename:
'1. 2. 840. 113619. 2. 55. 1. 1762854192. 1786. 959755105. 93. dcm'
                           FileModDate: '19-May-2007 10: 12: 42'
                              FileSize: 527388
                                Format: 'DICOM'
                         FormatVersion: 3
                                 Width: 512
                                Height: 512
                              BitDepth: 16
                             ColorType: 'grayscale'
                        SelectedFrames: []
                            FileStruct: [1x1 struct]
                      StartOfPixelData: 3092
          FileMetaInformationGroupLength: 168
          FileMetaInformationVersion: [2x1 uint8]
              MediaStorageSOPClassUID: '1. 2. 840. 10008. 5. 1. 4. 1. 1. 2'
           MediaStorageSOPInstanceUID:
'1. 2. 840. 113619. 2. 55. 1. 1762854192. 1786. 959755105. 93'
                     TransferSyntaxUID: '1. 2. 840. 10008. 1. 2'
              ImplementationClassUID: '1. 2. 804. 116118. 1'
           ImplementationVersionName: 'PACS'
                SpecificCharacterSet: 'ISO_ IR 100'
                             ImageType: 'ORIGINAL\ SECONDARY\ AXIAL'
                 InstanceCreationDate: '20000531'
                 InstanceCreationTime: '143842'
                           SOPClassUID: '1. 2. 840. 10008. 5. 1. 4. 1. 1. 2'
                        SOPInstanceUID:
'1. 2. 840. 113619. 2. 55. 1. 1762854192. 1786. 959755105. 93'
                             StudyDate: '20000531'
                            SeriesDate: '20000531'
                       AcquisitionDate: '20000531'
                           ContentDate: '20000531'
                             StudyTime: '122301'
                            SeriesTime: '143825'
                       AcquisitionTime: '122626'
                           ContentTime: '143842'
                       AccessionNumber: ''
                              Modality: 'CT'
                          Manufacturer: 'GE MEDICAL SYSTEMS'
                       InstitutionName: 'XXXX Provincial Hospital'
```

```
            ReferringPhysicianName: [1x1 struct]
                      StationName: 'CT01_ OC0'
                 StudyDescription: "
                SeriesDescription: "
            PhysicianReadingStudy: [1x1 struct]
                     OperatorName: [1x1 struct]
            ManufacturerModelName: 'LightSpeed QX/i'
        Private_ 0009_ GroupLength: [4x1 uint8]
      Private_ 0009_ 10xx_ Creator: 'GEMS_ IDEN_ 01'
                Private_ 0009_ 1001: [14x1 uint8]
                Private_ 0009_ 1002: [4x1 uint8]
                Private_ 0009_ 1004: [16x1 uint8]
                Private_ 0009_ 1027: [4x1 uint8]
                 Private_ 0009_ 10e3: []
               PatientGroupLength: 68
                      PatientName: [1x1 struct]
                        PatientID: '1782'
                 PatientBirthDate: "
                       PatientSex: 'M'
                       PatientAge: '040Y'
        AdditionalPatientHistory: "
          AcquisitionGroupLength: 306
                      ScanOptions: 'HELICAL MODE'
                   SliceThickness: 2. 5000
                              KVP: 120
           DataCollectionDiameter: 500
                  SoftwareVersion: 'QXiApps6. 8. 2_ 2. 7. 3n2'
          ReconstructionDiameter: 385
        DistanceSourceToDetector: 949. 0750
        DistanceSourceToPatient: 541
              GantryDetectorTilt: 0
                      TableHeight: 89. 1000
                RotationDirection: 'CW'
                     ExposureTime: 1782
                  XrayTubeCurrent: 210
                         Exposure: 2940
                       FilterType: 'BODY FILTER'
                   GeneratorPower: 25200
                        FocalSpot: 1. 2000
                ConvolutionKernel: 'STANDARD'
                  PatientPosition: 'HFS'
        Private_ 0019_ GroupLength: [4x1 uint8]
      Private_ 0019_ 10xx_ Creator: 'GEMS_ ACQU_ 01'
```

```
                    Private_ 0019_ 1002: [4x1 uint8]
                    Private_ 0019_ 1003: [10x1 uint8]
                    Private_ 0019_ 1004: [8x1 uint8]
                    Private_ 0019_ 100f: [10x1 uint8]
                    Private_ 0019_ 1011: [2x1 uint8]
                    Private_ 0019_ 1018: [2x1 uint8]
                    Private_ 0019_ 101a: [2x1 uint8]
                    Private_ 0019_ 1023: [8x1 uint8]
                    Private_ 0019_ 1024: [8x1 uint8]
                    Private_ 0019_ 1025: [2x1 uint8]
                    Private_ 0019_ 1026: [4x1 uint8]
                    Private_ 0019_ 1027: [8x1 uint8]
                    Private_ 0019_ 102c: [4x1 uint8]
                    Private_ 0019_ 102e: [8x1 uint8]
                    Private_ 0019_ 102f: [10x1 uint8]
                    Private_ 0019_ 1039: [2x1 uint8]
                    Private_ 0019_ 1042: [2x1 uint8]
                    Private_ 0019_ 1043: [2x1 uint8]
                    Private_ 0019_ 1047: [2x1 uint8]
                    Private_ 0019_ 1052: [2x1 uint8]
                    Private_ 0019_ 106a: [2x1 uint8]
              RelationshipGroupLength: 360
                      StudyInstanceUID:
'1.2.840.113619.2.55.1.1762854192.1784.959732884.67'
                     SeriesInstanceUID:
'1.2.840.113619.2.55.1.1762854192.1786.959755105.85'
                          StudyID: '1826'
                     SeriesNumber: 102
                  AcquisitionNumber: 1
                    InstanceNumber: 8
               ImagePositionPatient: [3x1 double]
            ImageOrientationPatient: [6x1 double]
                  FrameOfReferenceUID:
'1.2.840.113619.2.55.1.1762854192.1784.959732884.67.4110.0.11'
            PositionReferenceIndicator: 'IC'
                     SliceLocation: - 44.8400
              Private_ 0021_ GroupLength: [4x1 uint8]
        Private_ 0021_ 10xx_ Creator: 'GEMS_ RELA_ 01'
                    Private_ 0021_ 1003: [2x1 uint8]
                    Private_ 0021_ 1035: [2x1 uint8]
                    Private_ 0021_ 1091: [2x1 uint8]
                    Private_ 0021_ 1092: [4x1 uint8]
                    Private_ 0021_ 1093: [4x1 uint8]
```

```
Private_ 0023_ GroupLength: [4x1 uint8]
Private_ 0023_ 10xx_ Creator: 'GEMS_ STDY_ 01'
          Private_ 0023_ 1070: [8x1 uint8]
Private_ 0027_ GroupLength: [4x1 uint8]
Private_ 0027_ 10xx_ Creator: 'GEMS_ IMAG_ 01'
          Private_ 0027_ 1010: [2x1 uint8]
          Private_ 0027_ 101c: [4x1 uint8]
          Private_ 0027_ 101e: [4x1 uint8]
          Private_ 0027_ 101f: [4x1 uint8]
          Private_ 0027_ 1020: [2x1 uint8]
          Private_ 0027_ 1035: [2x1 uint8]
          Private_ 0027_ 1042: [4x1 uint8]
          Private_ 0027_ 1043: [4x1 uint8]
          Private_ 0027_ 1044: [4x1 uint8]
          Private_ 0027_ 1045: [4x1 uint8]
          Private_ 0027_ 1046: [4x1 uint8]
          Private_ 0027_ 1047: [4x1 uint8]
          Private_ 0027_ 1050: [4x1 uint8]
          Private_ 0027_ 1051: [4x1 uint8]
ImagePresentationGroupLength: 172
          SamplesPerPixel: 1
PhotometricInterpretation: 'MONOCHROME2'
                    Rows: 512
                 Columns: 512
            PixelSpacing: [2x1 double]
           BitsAllocated: 16
              BitsStored: 16
                 HighBit: 15
      PixelRepresentation: 1
       PixelPaddingValue: - 2000
            WindowCenter: 40
             WindowWidth: 400
         RescaleIntercept: - 1024
            RescaleSlope: 1
Private_ 0043_ GroupLength: [4x1 uint8]
Private_ 0043_ 10xx_ Creator: 'GEMS_ PARM_ 01'
          Private_ 0043_ 1010: [2x1 uint8]
          Private_ 0043_ 1012: [6x1 uint8]
          Private_ 0043_ 1016: [2x1 uint8]
          Private_ 0043_ 101e: [8x1 uint8]
          Private_ 0043_ 101f: [4x1 uint8]
          Private_ 0043_ 1021: [2x1 uint8]
          Private_ 0043_ 1025: [12x1 uint8]
```

```
            Private_ 0043_ 1026: [16x1 uint8]
            Private_ 0043_ 1027: [2x1 uint8]
            Private_ 0043_ 1028: [2x1 uint8]
            Private_ 0043_ 102b: [8x1 uint8]
            Private_ 0043_ 1031: [18x1 uint8]
            Private_ 0043_ 1040: [4x1 uint8]
            Private_ 0043_ 1041: [4x1 uint8]
            Private_ 0043_ 1042: [4x1 uint8]
            Private_ 0043_ 1043: [4x1 uint8]
            Private_ 0043_ 1044: [4x1 uint8]
            Private_ 0043_ 1045: [4x1 uint8]
            Private_ 0043_ 1046: [4x1 uint8]
            Private_ 0043_ 104d: [4x1 uint8]
            Private_ 0043_ 104e: [4x1 uint8]
    Private_ 0045_ GroupLength: [4x1 uint8]
    Private_ 0045_ 10xx_ Creator: 'GEMS_ HELIOS_ 01'
            Private_ 0045_ 1001: [2x1 uint8]
            Private_ 0045_ 1002: [4x1 uint8]
            Private_ 0045_ 1003: [2x1 uint8]
            Private_ 0045_ 1004: [2x1 uint8]
            Private_ 0045_ 1006: [12x1 uint8]
            Private_ 0045_ 1007: [4x1 uint8]
            Private_ 0045_ 1008: [2x1 uint8]
            Private_ 0045_ 1009: [2x1 uint8]
            Private_ 0045_ 100a: [4x1 uint8]
            Private_ 0045_ 100b: [4x1 uint8]
            Private_ 0045_ 100c: [2x1 uint8]
            Private_ 0045_ 100d: [2x1 uint8]
            Private_ 0045_ 100e: [4x1 uint8]
            Private_ 0045_ 100f: [4x1 uint8]
            Private_ 0045_ 1010: [2x1 uint8]
            Private_ 0045_ 1011: [2x1 uint8]
            Private_ 0045_ 1012: [2x1 uint8]
            Private_ 0045_ 1013: [2x1 uint8]
            Private_ 0045_ 1014: [2x1 uint8]
            Private_ 0045_ 1015: [2x1 uint8]
            Private_ 0045_ 1016: [2x1 uint8]
            Private_ 0045_ 1017: [2x1 uint8]
            Private_ 0045_ 1018: [2x1 uint8]
            Private_ 0045_ 1021: [2x1 uint8]
            Private_ 0045_ 1022: [2x1 uint8]
        PixelDataGroupLength: 524296
```

打开一幅 MRI 影像：

```
J= dicomread ('Eimage_ 0002.DCM');
Figure, imshow (J);
```

结果如图 1-9 所示。

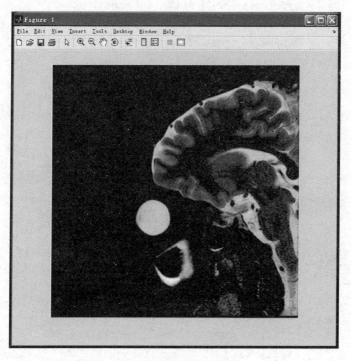

图 1-9　MRI 的 DICOM 影像显示

查看影像信息：

```
info= dicominfo ('Eimage_ 0002.DCM')
```

结果如下：

```
info=
```

```
         Filename: 'Eimage_ 0002.DCM'
      FileModDate: '10- May- 2005 08: 25: 58'
         FileSize: 132346
           Format: 'DICOM'
    FormatVersion: 3
            Width: 256
           Height: 256
         BitDepth: 12
        ColorType: 'grayscale'
    SelectedFrames: []
       FileStruct: [1x1 struct]
```

```
                    StartOfPixelData: 1262
          FileMetaInformationGroupLength: 196
            FileMetaInformationVersion: [2x1 uint8]
               MediaStorageSOPClassUID: '1. 2. 840. 10008. 5. 1. 4. 1. 1. 4'
            MediaStorageSOPInstanceUID:
'1. 2. 276. 0. 7230010. 3. 1. 4. 308349853. 684. 1115684758. 38'
                    TransferSyntaxUID: '1. 2. 840. 10008. 1. 2. 1'
                ImplementationClassUID: '1. 2. 276. 0. 7230010. 3. 0. 3. 5. 3'
             ImplementationVersionName: 'OFFIS_ DCMTK_ 353'
                             ImageType: 'ORIGINAL\ PRIMARY'
                           SOPClassUID: '1. 2. 840. 10008. 5. 1. 4. 1. 1. 4'
                         SOPInstanceUID:
'1. 2. 276. 0. 7230010. 3. 1. 4. 308349853. 684. 1115684758. 38'
                             StudyDate: "
                            SeriesDate: '2005331'
                           ContentDate: '2005331'
                             StudyTime: "
                            SeriesTime: '0. 00'
                           ContentTime: '0. 00'
                       AccessionNumber: "
                              Modality: 'MR'
                          Manufacturer: 'MRI Division, Beijing Wandong Medical E-
quipment Ltd. '
                       InstitutionName: ' § '
                ReferringPhysicianName: [1x1 struct]
                           StationName: 'i_ Open0. 36T'
                           PatientName: [1x1 struct]
                             PatientID: '05331001'
                      PatientBirthDate: '2005331'
                            PatientSex: 'M'
                      ScanningSequence: 'MSSE6'
                       SequenceVariant: "
                     MRAcquisitionType: '2D'
                        SliceThickness: 0
                        RepetitionTime: 0
                              EchoTime: 0
                         InversionTime: 0
                  MagneticFieldStrength: 0. 3600
                  SpacingBetweenSlices: "
                        EchoTrainLength: 1
                     DeviceSerialNumber: "
                        SoftwareVersion: '1. 0'
                             FrameTime: 0
```

```
            ReconstructionDiameter: "
                ReceiveCoilName: 'Head'
                 StudyInstanceUID:
   '1.2.276.0.7230010.3.1.4.308349853.684.1115684758.38'
                SeriesInstanceUID:
   '1.2.276.0.7230010.3.1.4.308349853.684.1115684758.38'
                         StudyID: "
              AcquisitionNumber: "
                 InstanceNumber: 3
            ImagePositionPatient: "
         ImageOrientationPatient: "
            FrameOfReferenceUID: "
         PositionReferenceIndicator: 'NA'
                   SliceLocation: 0
                SamplesPerPixel: 1
       PhotometricInterpretation: 'MONOCHROME2'
                           Rows: 256
                        Columns: 256
                    PixelSpacing: 1
                PixelAspectRatio: [2x1 double]
                  BitsAllocated: 16
                     BitsStored: 12
                         HighBit: 11
             PixelRepresentation: 0
                    WindowCenter: 2048
                     WindowWidth: 4095
                RescaleIntercept: "
                    RescaleSlope: "
            PixelDataGroupLength: 131084
```

可以看到，影像的名称、采集时间、影像尺寸、影像属性等均可以得到。更关键的是，还可以看到影像采集所使用的 CT 和 MRI 系统名称、采集条件（窗宽、窗位、层厚、层间隔）甚至系统所在医院名称。这也是 DICOM 影像所特有的一种信息存储方式，最大程度地保留了被检者的检查信息。

部分 DICOM 影像是由多幅断层影像合并存储在一个文件中，这时影像的打开需要按照三维矩阵形式打开。

我们使用函数打开一个 Matlab 中自带的多幅的超声 DICOM 影像文件，如图 1-10。

```
[X, map] = dicomread ('US- PAL- 8- 10x- echo.dcm');
montage (X, map);
```

查看文件信息：

```
info= dicominfo ('CT- MONO2- 16- ankle.dcm')
```

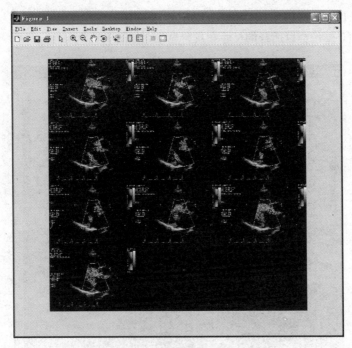

图 1-10 多幅的超声 DICOM 影像

图像来源：Matlab

```
info=

                        Filename: [1x62 char]
                     FileModDate: '18- Dec- 2000 11: 06: 43'
                        FileSize: 525436
                          Format: 'DICOM'
                   FormatVersion: 3
                           Width: 512
                          Height: 512
                        BitDepth: 16
                       ColorType: 'grayscale'
                  SelectedFrames: []
                      FileStruct: [1x1 struct]
                StartOfPixelData: 1140
    FileMetaInformationGroupLength: 192
       FileMetaInformationVersion: [2x1 uint8]
          MediaStorageSOPClassUID: '1. 2. 840. 10008. 5. 1. 4. 1. 1. 7'
```

为了实现更简单的 DICOM 图像浏览，还可以使用 EZDICOM 软件打开 DCIOM 图像。

EZDICOM 是 Wolfgang Krug 和 Chris Rorden 编写的，一个小巧实用且免安装的 DICOM 影像浏览器，并可以查看影像细节。EZDICOM 内置了简单的图像调整工具，可以快速读取和浏览 DICOM 影像。

启动 EZDICOM 软件，单击 file，单击 open DICOM，按照影像所在路径，选择要打开的影像。

也可以多选多幅影像，一次打开。

在软件界面内，影像会以适合的尺寸和灰阶显示，如图 1-11。

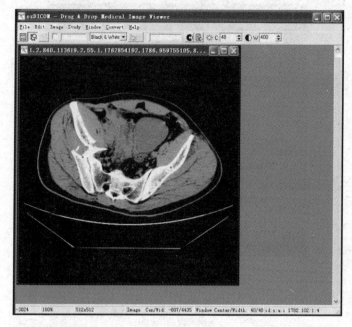

图 1-11　用 EZDICOM 打开 CT 的 DICOM 影像

我们选中该幅影像，单击 show/hide header 图标。图像界面会切换出含该 DICOM 影像的具体信息的文件头，如图 1-12。在文件头显示中，对该 DICOM 影像的信息显示更加详细。

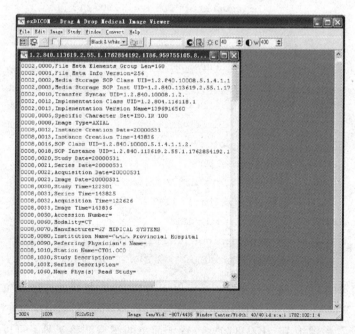

图 1-12　EZDICOM 打开的 DICOM 影像的文件头

2. 多幅影像的采集、显示　对于一个影像序列，为了便于观察其相互位置关系和三维形态，可以使用 MIMICS 一次性打开，并用序列形式在冠状面、横断位和矢状位观察影像。

启动 MIMICS，单击 file-import images，打开文件所在目录的该次扫描的所有 DICOM 影像，如图 1-13。

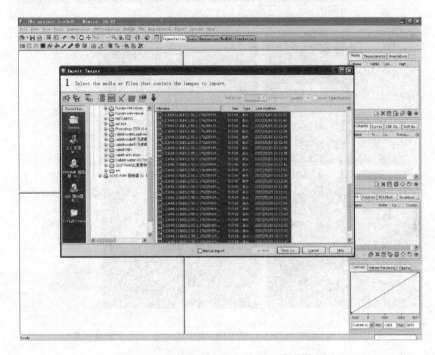

图 1-13 用 MIMICS 导入 DICOM 影像序列

单击 next，再单击 convert，然后设定图像序列方位，如图 1-14。

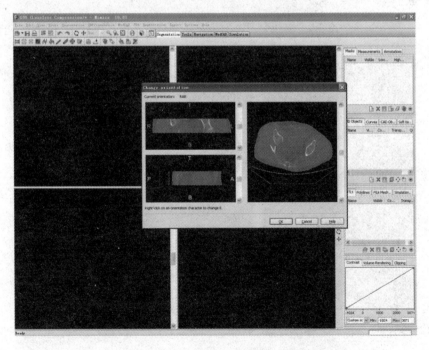

图 1-14 用 MIMICS 导入 DICOM 影像序列后选定影像序列的空间方位

单击 OK，在 MIMICS 的主工作窗口中就会显示出影像序列，同时进行二维多平面重建，自动显示出虚拟的另两个方位的影像序列，如图 1-15。

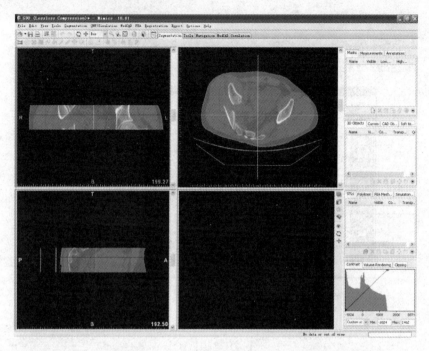

图 1-15　用 MIMICS 导入 DICOM 影像序列并显示三个断面的影像

此时所得到的影像序列已经形成三维体视数据集，我们可以在软件中通过阈值分割、调整等工作，最终得到某种组织的三维表面绘制重建，如图 1-16；或进行计算机辅助诊断、有限元建模等延伸工作。

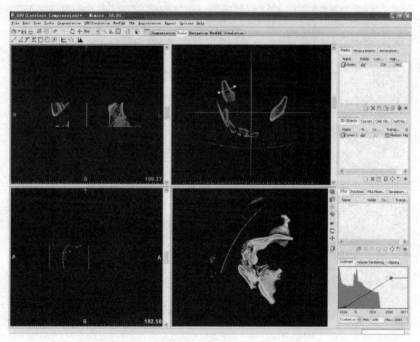

图 1-16　用 MIMICS 重建骨盆的三维影像

以上是采用不同方式对断层序列影像进行采集、读出。需要注意的是，DICOM 图像允许设备生产商在一定范围内修改其格式，因此不同厂家的 DICOM 图像编码会存在一定程度的差异；同时由于图像采集设备不一样，DICOM 图像的数据组也会有所区别，如某些数据组不填或置零等。各种 DICOM 读图软件对这些不同格式的 DICOM 图像有不同的读出范围。

（四）实验结果与分析

1. 运行相关程序，存储获得的处理结果；

2. 分析程序代码和函数，了解其使用的数学方法；

3. 适当修改和优化上述程序代码和参数，对比处理结果。

（邱建峰 聂生东）

参 考 文 献

樊铁栓. 核医学与核技术网上合作研究中心-医学数字信号与图像处理［EB/OL］.（2012-2）［2011-04］. http：//pst. nst. pku. edu. cn/teaching/nuclear_medicine/nuclear_medicine. htm.

高上凯. 2000. 医学成像系统［M］. 北京：清华大学出版社.

冷玉心鑫. 北京大学医学部单分子与纳米生物学实验室［EB/OL］.（2010-2）［2011-01］. http：//snl. bjmu. edu. cn/course/reviews/bitech/LengYuxinT. pdf.

李月卿，邱建峰，黄林，等. 2010. 医学影像成像理论［M］. 北京：人民卫生出版社.

罗述谦，周果宏. 2003. 医学影像处理与分析［M］. 北京：科学出版社.

聂升东，邱建峰，郑建立，等. 2009. 医学图像处理［M］. 上海：复旦大学出版社.

容观澳. 2000. 计算机图像处理［M］. 北京：清华大学出版社.

田捷. 2003. 集成化医学影像算法平台理论与实践［M］. 北京：清华大学出版社.

汪洪志，张学龙，武杰，等. 2008. 核磁共振成像技术实验教程［M］. 北京：科学出版社.

王鹏程，吉强，等. 2007. 医学影像物理学实验［M］. 北京：人民军医出版社.

俎栋林. 2002. 核磁共振成像学［M］. 北京：高等教育出版社.

The materialise，Inc. Mimics.［EB/OL］.（2009-12）［2010-03］. http：//www. materialise. com/mimics.

The MathWorks，Inc. 代码中心-文件交换-Shepp-Logan 体模［EB/OL］.（1994）［2010-10］. http：//www. mathworks. com/Matlabcentral/fileexchange/9416-3d-shepp-logan-phantom.

第2章

医学影像基础

第1节 医学影像数据格式

一、DICOM 标准简介

随着计算机应用水平的不断提高和医院信息化进程的推进，医学诊断设备中最重要的一个分支——医学影像设备也得到了快速发展。在现代医院信息源中来自于影像归档和通信系统（picture archiving and communication systems，PACS）、放射信息系统（radiology information system，RIS）的影像信息占到医院总信息量的 80% 以上。

医学影像（CT、MRI、PET 等）具有成像机制复杂、数据结构多样、数据量大等特点。由于医疗设备生产厂商的不同，造成与各种设备有关的医学影像存储格式、传输方式千差万别，使得医学影像及其相关信息在不同系统、不同应用之间的交换受到严重阻碍。因此，为了推动与厂家无关的开放式医疗数字影像的传输与交换，促使 PACS 系统的发展与各种医院信息系统的结合，DICOM 便应运而生。

建立 DICOM 通用标准的目的是为了允许所产生的诊断资料库能广泛地经由不同地方的设备来访问。这个标准是由美国放射协会（American College of Radiology，ACR）和全美电子厂商联合会（National Electrical Manufacturers Association，NEMA）联合推出的医学数字图像存储与通信标准，它从最初的 1.0 版本（ACR-NEMA Standards Publications No. 300-1985）到 1988 年推出的 2.0 版本（ACR-NEMA Standards Publications No. 300-1988），再到 1993 年发布的 DICOM 标准 3.0，已逐渐发展成为医学影像信息学领域的国际通用标准。

DICOM 标准的支持能够更有效地在医学影像设备之间传输交换数字影像，这些设备不仅包括 CT、MR、核医学和超声检查，还包括 CR、胶片数字化系统、视频采集系统和医院信息系统（hospital information system，HIS）/RIS 信息管理系统等。按照 DICOM 标准格式存储的医学文件就是 DICOM 文件，它们是医学影像设备产生并包含某个病人信息数据及医学影像数据的综合，通常后缀为 DCM。本节中主要讲述这种标准的影像数据格式，以及 DCM 格式文件的基础内容。

二、DICOM 标准的关键概念

DICOM 是一个数字医学影像的网络通信接口标准。将现实世界中的实体进行抽象数据化是制定标准的一个重要步骤，它所定义的信息模型具有非常典型的面向对象特征，这使得这个标准可以很容易地进行扩展并保持向前兼容。下面介绍 DICOM 标准中的相关关键概念。

（一）信息对象定义

DICOM 标准描述了许多信息对象类（information object class，IOC）。这些类是对现实世界中医疗实体的面向对象抽象的定义，这个定义被称为信息对象定义（information object definition，IOD）。每个信息对象定义由若干包含相关信息的信息实体（information entity，EI）组成。每一个信息实体对应着 DICOM 应用模型中的现实世界实体（如患者、影像等）的一个数据抽象。每个信息实体是由一至多个模块（module）组成，每个模块又包括大量的相关属性（attributes），属性就是现实世界中实体某个性质的抽象（如患者的编号、姓名、性别、影像的成像日期等），每个属性在实际的数据存储和传输中被编码为固定格式的数据元素（data element）来描述，而一个信息实体的相关属性的集合则组成了数据集。结构参看图 2-1。

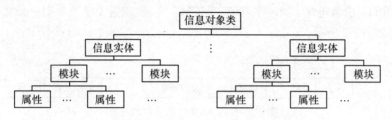

图 2-1　DICOM 信息对象结构图

（二）服务对象类

面向对象的设计思想不仅体现在对象本身的抽象，也体现在怎样处理这些对象的方法。DICOM 标准利用面向对象抽象方法定义了诸如存储影像、获取病人信息等多种服务，被称为服务类。一个服务类由若干个相关的服务对象类（service object pair class，SOP 类）组成。对于一个特定的 SOP 类来说，一台装置会处于服务类提供者（service class provider，SCP）或者服务类使用者（service class user，SCU）两种角色，SCP 角色提供 SOP 类的服务，相当于客户/服务器模型中的服务器；SCU 角色的装置使用 SOP 类的服务，它相当于客户/服务器模型中的客户。例如，一台成像设备要在影像工作站计算机存储一幅 DICOM 影像，此时成像设备是与影像接收和存储相关的 SOP 类的 SCU，即使用者，工作站为 SCP，提供影像接收和存储服务。一个 SOP 类的一次具体实现称为服务对象实例，存储影像、获取病人信息等操作都是通过 SOP 实例实现的。

（三）DICOM 数据元素的结构

通过上文信息对象的介绍可知，实体对象类的每个具体属性在实际的数据存储和传输中被编码为固定格式的数据元素以达到交换 DICOM 信息的目的，具体到每一个 DICOM 文件，数据元素就是指在该设备所产生影像文件中细化到病人的姓名、设备的类型、检查的时间等信息。要了解 DICOM 文件的格式，就必须了解数据元素的格式和内容。数据元素的基本结构由标签（tag）、数据描述（value representation，VR）、数据长度（value length）及数据域（value field）四部分组成，如表 2-1 所列。

表 2-1　数据元素基本结构

标签		数据类型	数据长度	数据域
组号	元素号			
2Bytes	2Bytes	2Bytes	2Bytes 或 4Bytes	由数据长度决定

标签是无符号整数，分为组号和元素号，表示为形如（gggg，eeee）十六进制组，其中组号表明数据元素所属的组，元素号表示同一组中不同的数据元素。标签可以唯一表示一个特定的数据元素，通过检索标签实现数据元素的检索。

数据类型规定了数据元素的数据类型和格式，如果数据元素的定义中忽略了数据类型字段则是隐式传输（implicit VR），存在数据类型字段则是显式传输（explicit VR）。显式传输中 VR 为 OB、OW、SQ 时占 4 字节（数据结构类型参考 DICOM 标准 3.0），其余都为 2 字节。

数据长度指明数据元素的数据域中数据的长度（字节数），一般为两个字节，但当隐式 VR 和 VR 为 OB、OW、SQ 类型时，用 4 个字节表示。

数据域存放了该数据元素的数值，该字段的数据类型由数据元素的 VR 所确定。

（四）DICOM 文件格式

DICOM 文件通常由文件头（DICOM file meta information）和数据元素集组成。

DICOM 文件头是顺次包括 128 字节的文件序言（preamble）、4 字节的 DICOM 前缀（prefix）。文件序言是可以存放文件的有关说明，它不像 DICOM 数据元素那样有标签和值长度字段，所有的字节为 00H。前缀包含了固定字符串"DICM"，一般用这 4 字节判别一个文件是否是一个 DICOM 文档，如图 2-2 所示。

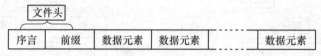

图 2-2　DICOM 文件格式结构图

文件头之后是存储的影像数据，也就是由数据元素组成的数据集（其中可以包括其他嵌套的数据集），在读写时应遵循 DICOM 数据集的相关定义。

（五）DICOM 文件的特点

与传统胶片方式对比，基于 DICOM 标准采集到的影像的主要特点如下：

1. DICOM 影像除了有影像大小、高度、宽度、每像素字节数等普通影像的必备信息外，还在数据集合的数据元素中存储了大量医疗信息，如病人姓名和年龄、医院名称、设备类型、成像时间、检查部位等。

2. DICOM 影像能自由调节窗宽、窗位，充分利用设备采集到的丰富信息帮助诊断。

3. 目前 CR 影像的空间分辨率达到了 6.0LP/cm，像素矩阵至少要求 2048×2500，这就要求作为取代胶片成为诊断影像载体的显示器必须具有非常高的分辨率，并且作为一个影像工作站的显示器数目以 2～4 台为宜。CT 影像分辨率一般是 512×512 的，好一点的普通显示器就能满足诊断标准了，如 SONY E230 等。而 CR、DR 的分辨率一般是 2048×2500，用 2k×2.5k 的竖窗显示器才能满足诊断要求。

4. 医学影像的数据量大，CT 影像一般为 0.5MB，CR 影像一般为 8MB，DR 影像一般为 16MB，数字化乳腺影像可达到 40MB，1 例 DSA 的资料可达 GB 数量级，并且还有多种新的成像设备在不断投入使用，所示，医学影像的数据量还在急剧上升，医院每天可产生达到几个 GB 的数据，所以必须有大容量存储器才能支持。

第 2 节　医学影像格式转换和基本处理

一、医学影像格式转换

DICOM 既是医学影像格式的标准，也是影像通信的标准。凡是符合 DICOM 标准的设备均能够作为独立的节点连入 PACS 网络，与其他网内节点进行信息交换。但是在 PACS 网络之外，一方面，不同于常见的 JPEG、BMP、TIFF 等影像格式，真正支持 DICOM 影像处理的跨平台应用又实用的通用软件并不多，脱离了采集设备和厂商支持的工作站，DICOM 影像不被日常使用的图像处理软件识别，这阻碍了影像和相关诊断内容与通用信息系统的信息共享，因此有必要进行格式转换。

另一方面，各医院里并不是所有影像设备都支持 DICOM 3.0 标准，近年来，医院在采购现代医疗仪器设备时大多考虑要求支持通用标准，但仍有大量的老式影像设备在使用中，它们往往只能输出胶片，或者只有普通的视频输出，或者使用专用的图像格式。在建设 PACS 的时候往往必须考虑到为了使现有的大量不符合 DICOM 格式的医学影像设备进入 PACS 网络，需要使用一个通用的 DICOM 格式转换工具包，将那些不符合标准的影像结果纳入网络。所以，DICOM 格式文件和常见的图像格式之间的转换十分必要。

图 2-3 为一个成像设备采集到的小腿部影像，通过分析该文件格式了解一下 DICOM 影像是如何转换为通用的 BMP 图像格式显示的，因为 JPEG 等压缩格式图像均可和 BMP 位图自由转换，不另作示例。

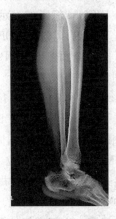

0002，0003，Media storage SOP Inst UID= 1.2.392.200046.1000

0002，0010，Transfer Syntax UID= 1.2.840.10008.1.2.

0002，0012，Implementation Class UID= 1.2.820.0.1.1791121.

0002，0013，Implementation Version Name= JOVIDA1.3.11.4

0008，0008，Image Type= DERIVED\ PRIMARY\

0008，0016，SOP Class UID= 1.2.840.10008.5.1.4.1.1.1.1.

0008，0018，SOP Instance UID= 1.2.392.200046.100.2.1.16793:

0008，0020，Study Date= 20100723

0008，0021，Series Date= 20100723

0008，0023，Image Date= 20100723

图 2-3　DICOM 示例影像

（一）读取文件头识别类型

通过 DICOM 文件格式的学习，我们知道通过读取 DICOM 文件的文件头里的 2 字节的前缀"DICM"可以判断该文件是否是 DICOM 文件。

（二）读取文件头和数据集数据

文件头中还包括其他一些非常有用的信息，如文件的传输格式、生成该文件的应用程序等，并指明在其后所封装的数据集及影像像素集中数据元素的结构；为了加以区分，将文件头数据元素的组标识均定义为 0X0002，且结构是低价先存（Little Endian，低位地址存放低字节，区别于 Big Endian 低位存放高字节）编码，"0002，0010，Transfer Syntax UID＝1.2.840.10008.1.2."指定传输语法，它定义了数据集编码以及影像像素集的压缩方式，是自然未压缩格式（bitmap）而不是压缩图像（JPEG）。

DICOM 文件在数据集后部保存着一张医学影像，显示和转换图片格式必须知道图像高、宽，图像的帧数以及每一像素占用的位数等与显示有关的元素值，此类组标识为 0X0028，如表 2-2 所示。

表 2-2　DICOM 图像部分数据元素

数据元素	作用描述
0028，0004，Photometric Interpretation＝MONOCHROME1	判断是否有 RGB 三色子像素数据；本例为单色灰度图
0028，0010，Rows＝2688	宽
0028，0011，Columns＝1408	高
0028，0100，Bits Allocated＝16	像素分配位数，本例 16 位
0028，0101，Bits Stored＝12	像素实际存储所占位数，小于或等于分配位数；本例 12 位
0028，0102，High Bit＝11	最高位
7FE0，0010，Pixel Data＝7569408	数据集最后一个元素，原始像素集的起始位置

（三）DICOM 影像的显示

实现 DICOM 影像的位图转换有必要简单了解一下 BMP 图像的基本格式。一般的 BMP 图像文件由文件头、位图信息、像素矩阵三部分组成。文件头是文件开头的 14 个字节，其数据结构含有 BMP 文件的类型标志'BM'、文件大小和位图起始位置等信息；位图信息文件头之后是必须具备的 40 字节基本位图信息和可选的不定长（长度为 4 的倍数）色彩对应表（用于色彩效果渲染，医学影像不应采用），这部分用于说明位图的尺寸、分辨率等信息；像素矩阵记录了图像的每一个像素值，在显示时，操作系统是从图像的左下角开始（从左到右、从下到上）逐行扫描图像，图像的像素矩阵每个点的值都被一一记录下来形成位图显示。

对比 DICOM 和 BMP 的图像格式可知，要把 DICOM 影像转换为 BMP 图像，首先读取文件头和数据集数据，获取关于图像的宽、高等必须信息；其次，由于 DICOM 像素的显示顺序是从左到右、从上到下，第一行显示完再显示第二行，这与 BMP 图像是不同的，转换中 DICOM 像素矩阵需要进行一次垂直方向上镜像变化，即将 DICOM 影像中最下排的像素填到 BMP 图像的最上排。有了数据信息，就可以填充 BMP 图像文件相关参数，确定图像矩阵的位置。

最后，需要确定 BMP 像素矩阵的灰度值。由于 DICOM 医学影像是用 12 位或 16 位的灰度等级来显示一个灰度图的，其灰度级别高达 $2^{12} \sim 2^{16}$，而一般的 CRT 或 LCD 显示器只支持 8 位的灰度等级，并且 BMP 图像中，当其矩阵像素的红、绿、蓝 3 个字节的值相等就构成了黑白图像，在显示黑白图像时，这 3 个字节实质上只包含了一个字节的信息量，因而 BMP 图像仅包含 8 位 256 个灰度等级，事实上 256 个灰度等级已经满足人眼的辨别极限了。因此，格式转换中必须通过加窗操作实现高灰度等级到低灰度等级的映射。格式变换之前，通过读取 DICOM 图像的显示窗宽、窗位值（在 DICOM 设备或软件中，将窗宽、窗位调节到最佳情况），根据窗位确定中心灰度值，低于窗宽的显示为最暗，高于窗宽的显示为最亮，窗宽范围内部的值通过一定的线性或者非线性变换转换为 0～255 灰度范围内的值。由此得到了 BMP 图像每一个像素矩阵的值。

二、基本处理

学习了 DICOM 影像的基本格式和转换，我们应该知道：采用面向对象思想定义标准的 DICOM 影像基于现代医疗仪器，复合了多种信息对象类、多种服务的图像格式，对于它的基本处理除了包括常见的图像处理操作类型外，还包括信息对象类和各种服务类的实现。下面结合常见的 DICOM 工具予以介绍。

PIVIEW DICOM 软件是 MediFace 公司的产品，应用于 DICOM 工作站，支持三维重建，还可以用来测试 DICOM 通信。PIVIEW 不但可以打印图文报告，而且报告格式可以自己编辑，非常方便。

eFilm Workstation 软件是一个常用的医学影像浏览和处理工具，目前版本是付费的，同时也是一个完全遵守 DICOM 3.0 标准集 PACS、HIS、RIS 于一体的庞大的信息系统。它具备以下基本功能：数据接收、图像处理和测量、图像保存、图像管理、系统参数设置等。这款软件适用于 CR、MRI、CT、超声等检查项目，内附有大量典型模板，写报告非常简单，用于各种医学影像图文报告的书写、打印、统计、查询、DICOM 影像浏览等。

EZDICOM 是一款非常好用的 DICOM 影像浏览工具，可以进行窗宽、窗位调整，长度测量，可以显示头文件信息，并可以位图方式进行转换输出等。

免费开源的 DCMTK 工具包是一个执行大部分 DICOM 标准的库和应用程序的集合，可实现校验、构造和转换 DICOM 影像文件、处理脱机媒质、通过网络连接传送和接收图像、图像存储和 wlmscpfs 服务等功能。DCMTK 提供完整源码，可在 Windows、UNIX、Linux、Sohris 等多种平台下编译，并进行二次开发。但是相对而言，对于开发能力要求较高，不适于教学实践。

现在虽然有很多 DICOM 浏览工具，但是开源的很少，并且付费的正版软件价格昂贵，免费软件的功能则不够完善。

最后并且最重要的是 Matlab 工具。起初它是一种专门应用于矩阵运算的软件，诞生于 20 世纪 70 年代，经过多年的发展，Matlab 已演变成可以解决多数科学计算问题的综合性软件，目前已升级到 Matlab 7.0 版本。它是美国 MathWorks 公司推出的数值计算和图形处理的数学计算环境，其所带图形图像处理工具箱几乎涵盖了图像处理领域各种常用函数（包括 DICOM 图像文件的处理函数）。这些函数如果用 C 语言来实现，均需要几十甚至几百条语句以上。Matlab 是功能强大、运算效率很高的数字工具软件，它带有相应的图像处理工具箱和图像处理函数，简化了编程过程，可以十分方便地用于医学图像处理演示和练习。

实验二　DICOM 格式医学影像的格式转换和基本处理

（一）实验目的

1. 掌握 DICOM 文件头的基本结构和图像对象关键数据元素的含义；
2. 掌握利用 Matlab 读入并显示 DICOM 的方法；
3. 掌握 DICOM 转换为 BMP、JPG 图像格式的方法。

（二）实验器材与设备

计算机或图形工作站、Matlab 6.5 软件。

（三）实验方法与步骤

Matlab 6.5 处理 DICM 的指令主要有：info＝dicominfo（FILE），读取 DICOM 的图像信息，返回结构体；I＝dicomread（FILE），读取 DICOM 文件信息；J＝dicomwrite（X，FILE，info），将 X 图像文件保存为图像信息为 info 的 dcm 文件。

1. 用 Matlab 读取 DICOM 影像信息（默认影像格式为 dcm）。

```
info= dicominfo ('lung.dcm');
```

运行结果（部分略）：

```
           Filename: 'D: \ DCM\ lung.dcm'
        FileModDate: '11- Aug- 2008 15: 00: 12'
           FileSize: 527364
             Format: 'DICOM'
      FormatVersion: 3
              Width: 512
             Height: 512
           BitDepth: 12
          ColorType: 'grayscale'
     SelectedFrames: []
         FileStruct: [1x1 struct]
   StartOfPixelData: 3064
MetaElementGroupLength: 188
```

```
FileMetaInformationVersion: [2x1 double]
MediaStorageSOPClassUID: '1.2.840.10008.5.1.4.1.1.2'
MediaStorageSOPInstanceUID:
'1.3.12.2.1107.5.1.4.39144.30000008070623414396800000598'
TransferSyntaxUID: '1.2.840.10008.1.2.1'
...
Modality: 'CT'
Manufacturer: 'SIEMENS'
...
PatientsName: [1x1 struct]
PatientID: '112861'
PatientsBirthDate: '19330707'
PatientsSex: 'F'
PatientsAge: '075Y'
BodyPartExamined: 'CHEST'
...
SamplesPerPixel: 1
PhotometricInterpretation: 'MONOCHROME2'
Rows: 512
Columns: 512
PixelSpacing: [2x1 double]
BitsAllocated: 16
BitsStored: 12
HighBit: 11
PixelRepresentation: 0
SmallestImagePixelValue: 0
LargestImagePixelValue: 2481
WindowCenter: [2x1 double]
WindowWidth: [2x1 double]
RescaleIntercept: - 1024
RescaleSlope: 1
...
```

dicominfo（）函数首先判断文件第 129～132 字节是否为'DICM'确定文件类型；通过该函数可以获取 DICOM 文件的大小、尺寸、宽、窗高、数据类型、传输协议、设备描述、获得日期以及病人状况等信息。返回的信息 info 是一个结构体，上文结果展示了部分数据。

2. 读取并显示 DICOM 原始影像和直方图，通过观察直方图分布特征，利用灰度变换方法选择合适的阈值进行灰度变化，显示变换后的图像和阈值，将变化后的图片保存为 JPG 和 BMP 等通用文件格式。

```
I= dicomread ('D: \ DCM\ lung.dcm');
info= dicominfo (' D: \ DCM\ lung.dcm ');
imshow (I, 'truesize'); % 显示原始图片，图像很暗；
```

```
title ('原始 DICOM 图片');
figure;
imhist (I);
title ('原始直方图'); % 显示原始直方图，如图 2-4；
figure;
J= imadjust (I, [0 0.02], [0 1]); % 将灰度范围转换为 0.0～1.0 之间的值，通过观察原始影像
和直方图可知，影像像素集中在偏暗的位置，将影像占据的低灰度范围扩展到这个 0～255 范围；
imshow (J); % 显示灰度变换后的图像，见图 2-5；
title ('灰度变换后 DICOM 图片');
figure;
imhist (J); title ('直方图显示'); % 显示变换后的图像直方图，见图 2-6；
saveas (gcf, 'lung', 'jpg'); % 保存为 jpg 格式图片；
saveas (gcf, 'lung', 'bmp'); % 保存为 bmp 格式图片；
dicomwrite (I, 'D: \ DCM\ newlung.dcm', info); % 另外生成一个新的 dcm 文件，图像信息是 info。
```

　　运行结果如图 2-4～图 2-6 所示。

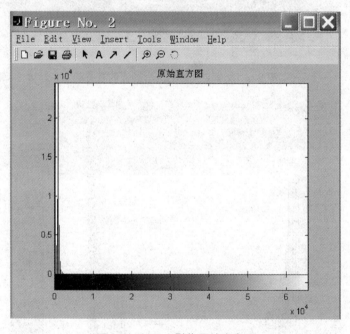

图 2-4　DICOM 影像原始直方图

（四）实验结果与分析

1. 运行相关程序，获得处理结果；

2. 分析 DICOM 文件头，了解关键的信息对象类所代表的含义；

3. 分析每种图像处理技术在临床应用中的意义；

4. 适当修改和优化上述程序代码和参数，对比处理结果。

（李明彩）

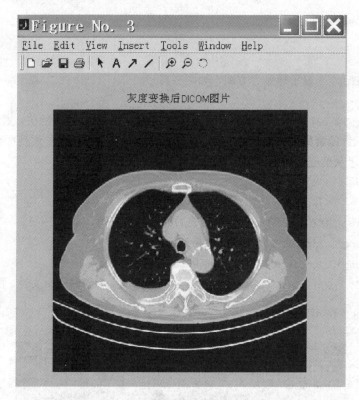

图2-5　灰度变换后的医学影像的直方图

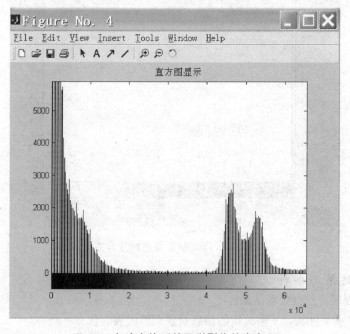

图2-6　灰度变换后的医学影像的直方图

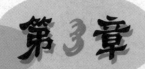

第3章

医学影像运算与增强

医学影像运算是最基本的医学影像处理技术，主要包括灰度运算、几何运算和代数运算。灰度运算又叫点运算，是指对影像像素点的值直接进行运算。几何运算是对影像的空间几何位置和尺寸进行变换，因此也称空间变换。代数运算是指医学影像之间相对应的像素进行的加、减、乘、除等运算。

灰度变换和空间变换是医学影像处理软件中最基本的功能，是医学影像最常用的影像处理技术。灰度变换主要完成医学影像中从原始影像到处理后显示影像的灰度对比度增强运算、窗口技术和像素值校正等。空间变换主要用于医学影像的平移、缩放、旋转和镜像。代数运算主要用于影像的合成、影像去噪和差值影像等影像增强中。

一、数字 X 线影像的灰阶处理

医学影像的灰度变换就是将影像的灰度值按照某种映射关系映射为不同的灰度值，从而改变相邻像素点之间的灰度差，达到将影像对比度增强或减弱的目的；或者是将影像的灰度范围按照某种映射关系进行变换，从而改变影像的灰度范围，达到将影像灰度范围拉伸或压缩的目的。

影像的灰度变换又称为影像的点运算（point operation）或影像的对比度拉伸（contrast stretching），它是最简单的影像增强技术，其基本特点是输出影像某像素点的灰度值仅与输入影像对应像素点的灰度值有关，而与输入影像的其他像素点的值无关。定义处理前后的像素值分别用 r 和 s 表示，灰度变换可以用函数 $s = T(r)$ 表示，T 表示把像素值映射到 s 的一种变化。按照映射关系的不同，可以将灰度变换分为线性灰度变换和非线性灰度变换。

（一）线性变换

线性变换是指灰度值按照线性映射关系进行变换，用数学公式表示为

$$s = kr + b \qquad (3-1)$$

当斜率 $k=1$ 时，影像等值映射；当 k 不等于 1 时，属于对比度改变变换；k 小于 1 时，属于对比度压缩。

式中 k 表示灰度映射直线的斜率，b 表示灰度映射直线的截距，是对影像调节的亮度系数。$b>0$ 表示影像亮度增加，$b<0$ 表示影像亮度降低。当 $k>1$ 时，表示影像对比度拉伸，部分灰度值溢出，这时相当于分段线性变换中的影像窗口技术；$0<k<1$ 时，表示对比度降低；当 $k=-1$ 时，表示对影像的灰度值反转，即影像黑白反转操作。这种处理方式经常应用在感兴趣区为气体密度的医学影像和 DSA 影像中，如观察膈下游离气体等，如图 3-1 所示。

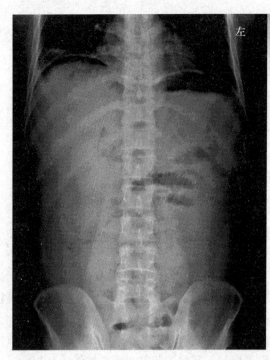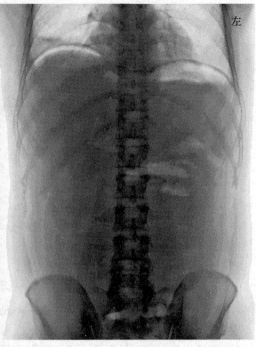

图 3-1 腹部立位平片灰度反转

（二）非线性变换

非线性变换是指灰度变换为非直线关系。通常包括对数、指数变换和幂变换（n 次幂变换和 n 次方根变换）。

对数变换表达式为 $s=c\log(r+1)$，式中 c 为常数，$r\geqslant 0$，映射曲线如图 3-2a 所示，它的变换结果使密集的低灰度值输入影像映射为宽范围的输出值，压缩了影像中像素值大的像素。

指数变换又叫反对数变换，表达公式为 $s=c\cdot e^{r}-1$，映射曲线如图 3-2b 所示，它的变换结果使密集的高灰度值输入影像映射为宽范围的输出值，压缩了影像中像素值小的像素。

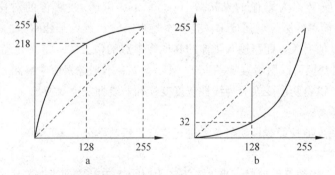

图 3-2 对数变换与指数（反对数）变换

二、数字 X 线影像的 γ 校正

幂次变换是另外一种最常见的变换，它的变换公式为 $s=cr^{\gamma}$，c 和 γ 为正实数，如图 3-3 所示。当 $\gamma>1$ 时，幂次变换把高灰度区域进行较大扩展，适合于对像素值集中在高灰度区的影像进行处理；当 $0<\gamma<1$ 时，曲线效果相反，它对低灰度区域进行扩展，适合于对像素值集中在低灰度区的影像进行处理；当 $\gamma=1$ 时，它简化为线性变换。

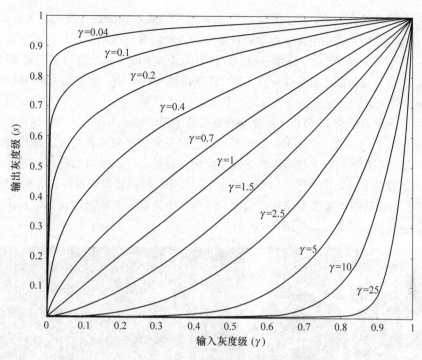

图 3-3　γ 校正曲线（幂次变换）

　　幂次变换经常应用于影像的获取、打印和显示等各种按照幂次规律进行响应的装置中，等式中幂次为 γ，用该变换进行校正的过程叫 γ 校正。例如，影像在显示时，通常阴极射线管 CRT 的显示器的输出要比输入暗，在这种情况下，则需要对输入影像先进行符合阴极射线管的 γ 校正，使影像变亮，再经过显示器显示才能接近原来影像的灰度值。γ 校正在医学影像中的应用也很广泛，如对比度增强，显示校正（图 3-4）。

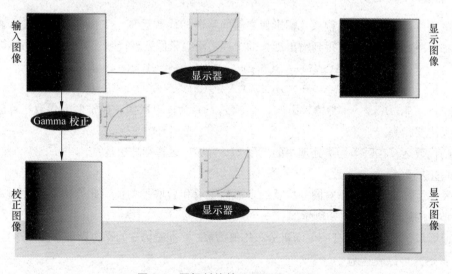

图 3-4　阴极射线管显示器的 γ 校正

三、分段线性灰度变换

　　分段线性变换是针对影像某一感兴趣区灰度进行灰度扩展，其余部分进行灰度压缩；其对感兴趣区的灰度变换是线性变换，但其余灰度范围采用线性或者非线性变换。在医学影像处理中，最常见的部分线性变换是高精度医学影像的开窗显示，也叫窗口技术。窗口技术主要应用在影像显示阶段，在显示器上对 DICOM 影像进行窗口技术的调节不改变原影像的灰度值。进行 DICOM 影像保存时，窗宽和窗位的信息是保存在 DICOM 影像的文件头中。当进行 DICOM 影像转换时，如转换为 jpg 格式文件则会根据影像亮度改变其像素值。

通常医学影像的灰阶在 12 位以上，在常规显示器中很难显示所有的灰阶，这种灰阶显示不全会导致感兴趣区域的灰度值压缩显示，不利于诊断。解决方法是使用高亮度、高分辨力的医用显示器。另外，通过采用窗口技术也可以改善这个问题。通过窗口技术可以把感兴趣区的灰阶范围扩大显示，大大提高了原影像中组织的密度对比度，采用不同的窗口技术可显示不同的解剖范围。在 CT 眼眶影像采用软组织算法重建软组织窗显示时，主要显示其软组织内容，采用骨算法重建骨窗显示时，主要观察其骨质，如图 3-5 所示。

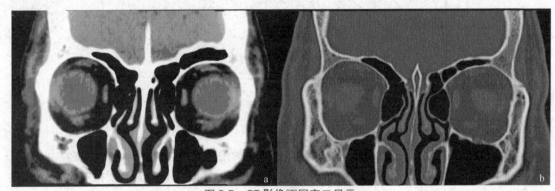

图 3-5　CT 影像不同窗口显示

a. 软组织窗；b. 骨窗

四、影像代数运算

影像的灰度运算还包括两幅或几幅影像之间的整体的代数运算，主要有对两幅输入影像进行点对点的加、减、乘、除计算得到输出影像的运算，两幅影像处理代数运算的数学表达式如下：

$$C(x,y) = A(x,y) + B(x,y) \qquad C(x,y) = A(x,y) - B(x,y)$$
$$C(x,y) = A(x,y) \times B(x,y) \qquad C(x,y) = A(x,y) \div B(x,y) \tag{3-2}$$

其中，$A(x, y)$ 和 $B(x, y)$ 为输入影像，而 $C(x, y)$ 为输出影像，通常两幅代数运算的影像的像素矩阵大小要相等。

影像的代数运算在医学影像处理中的应用主要有加法运算和减法运算。

(一) 加法运算

影像相加运算主要应用于对同一场景的多幅影像求和后取平均值，此方法被经常用来有效地降低随机噪声的影响，如图 3-6 所示。

对于原影像 $f(x, y)$，有一个随机分布均值为 μ，标准差为 σ 的噪声影像 $N_i(x, y)$，则输出影像 $g_i(x, y)$ 可以表达为

$$g_i(x,y) = f(x,y) + N_i(x,y) \tag{3-3}$$

则 M 幅输出影像的像素平均值 $g(x, y)$ 和标准差 $\sigma_{average}$ 为

$$g(x,y) = \frac{1}{M}\big[g_1(x,y) + g_2(x,y) + \cdots + g_M(x,y)\big] = f(x,y) + u \tag{3-4}$$

$$\sigma_{\text{average}} = \sqrt{\sigma_{\text{average}}^2} = \sqrt{\frac{1}{M^2}(\sigma_1^2 + \sigma_2^2 + \cdots + \sigma_M^2)} = \sqrt{\frac{1}{M}\sigma^2} = \frac{1}{\sqrt{M}}\sigma \qquad (3\text{-}5)$$

每幅影像噪声独立且随机分布，影像经过平均运算后，输出影像结果为均值不变，标准差为原来的 $\frac{1}{\sqrt{M}}$，则影像的信号噪声比（SNR＝信号均值/标准差）为原来影像信噪比的 $\sqrt{M}$ 倍。

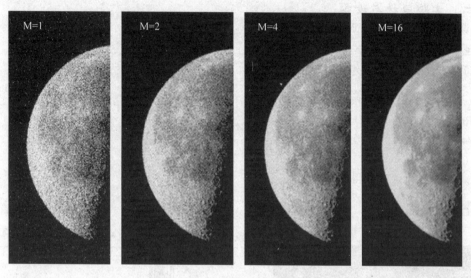

图 3-6　相加求平均去随机噪声

（二）减法运算

影像相减通常用于去除一幅影像中所不需要的加性图案，如影像背景、周期性的噪声等，或者是检测同一区域的两次拍摄影像之间的变化等，减法运算在医学影像中主要应用在减影和影像滤波运算，如 DSA（数字减影血管成像）、unsharp masking（模糊掩模法）等，其中 DSA 是数字影像处理技术在医学中应用的最经典的方法。

减法运算是 DSA 技术的核心，应用于临床的减影技术主要有时间减影和能量减影。时间减影是 DSA 的常规减影方式，它首先获取一幅没有对比剂的影像作为被减影像即蒙片像，当对比剂到达该影像区域时，拍摄含对比剂的造影影像，即充盈像，然后把两个不同时间的两幅影像进行影像代数相减操作，即得到了减去解剖背景的血管影像，把得到的影像再进行对比度增强，最后得到了临床最后所见的 DSA 血管影像，如图 3-7 所示。

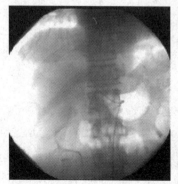 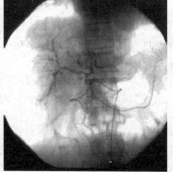 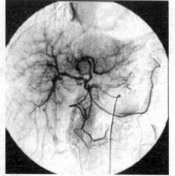

图 3-7　减法运算——DSA 影像

实验三　医学影像的灰度运算与代数运算

（一）实验目的

掌握医学数字影像常用的灰度影像的处理方法。

（二）实验器材与设备

计算机或图形工作站、Matlab 7.0 软件。

（三）实验方法与步骤

1. 用 Matlab 读取和显示待处理的医学影像，并显示影像信息。

```
I= dicomread('D:\ DCM\ chest.dcm');
saveas(gcf,'chest','tif');
I= imread('chest.tif');
imshow(I)
figure, imhist (I); % 获得影像直方图。
```

运行结果见图 3-8。

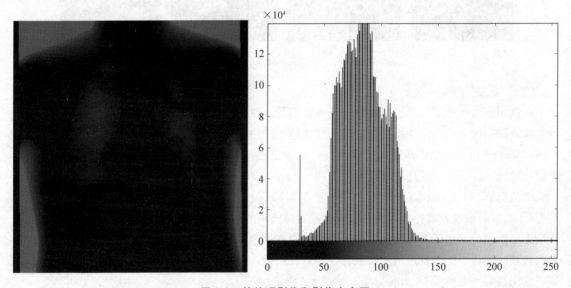

图 3-8　待处理影像和影像直方图

2. 用 Matlab 实现对影像像素值的灰度变换，获取合适参数，包括线性变换，如对比度、亮度调整，影像灰度反转，或窗宽窗位调节，以及非线性变换和 γ 校正。

用 imadjust 函数实现灰度变换，其调用格式如下：

```
g= imadjust (f, [low_ in high_ in], [low_ out high_ out]), gamma;
```

gamma（γ）表示映射性质，默认值是 1，表示线性映射。

当输入窗口范围小于输出窗口范围时，为对比度拉伸，反之为对比度减低。当输出窗口平均值大于输入窗口平均值时，影像亮度增加，反之变暗。当输出窗口为 [1, 0] 或者（low_ out> high_ out）时为灰度反转变换。具体代码如下：

```
clear all
I= imread ('chest.tif');
imshow (I); % 显示原始影像;
title ('原始', 'fontsize', 16); % 标题;
figure, imhist (I); % 获得影像直方图;
prompt= {'输入灰度范围', '输出灰度范围', 'γ'}; % 进行对话框参数选择, γ为非线性变换γ校正, 当
γ= 1 时, 为普通的线性灰度变换;
default= {' [0.1 0.4] ', ' [1 0] ', '1'}; % 窗口输入默认值;
a= inputdlg (prompt, 'input', 1, default);
p1= str2num (a {1});
p2= str2num (a {2});
p3= str2num (a {3});
gamma= p3;
output_ image= imadjust (I, p1, p2, gamma); % 通过调取 imadjust 命令来实现输入灰度到输出灰度
范围变换;
figure, imshow (output_ image); title ('处理后', 'fontsize', 16); % 标题;
```

运行结果如图 3-9 所示。

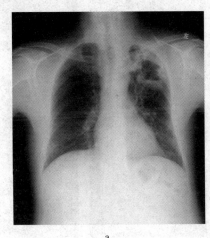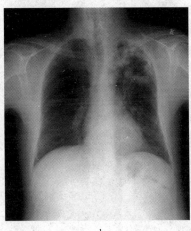

a   b

图 3-9　待处理影像和窗口变换后影像

a. 待处理图像；b. 处理后图像

输入灰度范围 [0.1, 0.4]，输出范围 [1, 0]，γ=1 输入灰度范围 [0.1, 0.4]，

输出范围 [1, 0]，γ=0.5。备注：同时参考 Matlab 的演示程序（demos）中

Image Processing—Enhancement—Intensity Adjustment and Histogram Equalization

实验结果要求根据实验程序参数选择合适的处理参数处理原始医学影像，比较不同参数对影像处理的影响，并写出比较参数的实验报告。

3. 用 Matlab 实现对影像降低随机噪声的加法运算过程，并比较影像的噪声水平和信噪比。

（1）对同一幅影像分别加上随机高斯噪声，并输出含随机噪声的四幅影像。

（2）对两幅影像进行相加求平均处理。

（3）对四幅影像进行相加求平均处理。

（4）分别比较不同影像数求平均后的处理结果，并用客观指标验证。

程序：

```
clear all
I= imread ('spineplus.jpg'); % 读取待处理影像；
imshow (I); title ('原影像', 'fontsize', 20);
J= imnoise (I, 'gaussian', 0, 0.01); % 分别加随机噪声——高斯噪声（均值为 0，标准差为 0.01）；
K= imnoise (I, 'gaussian', 0, 0.01);
L= imnoise (I, 'gaussian', 0, 0.01);
M= imnoise (I, 'gaussian', 0, 0.01);
average1= J;
average2= 0.5* J+ 0.5* K; % 进行两幅影像求平均；
average3= 0.25* J+ 0.25* K+ 0.25* L+ 0.25* M; % 进行四幅影像求平均；
figure; imshow (average1); title ('加高斯噪声影像', 'fontsize', 16);
figure; imshow (average2); title ('2 幅影像求平均', 'fontsize', 16);
figure; imshow (average3); title ('4 幅影像求平均', 'fontsize', 16);
```

运行结果如图 3-10 所示。

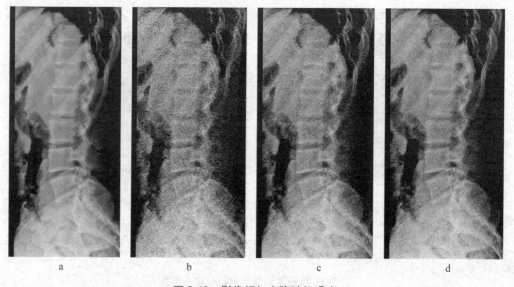

a   b   c   d

图 3-10　影像相加去除随机噪声

a. 原图像；b. 加高斯噪声图像；c. 2 幅图像求平均；d. 4 幅图像求平均

4. 用 Matlab 实现两幅影像相减。

（1）对同一部位的两幅影像造影像和蒙片像相减得出减影影像。

（2）对减影影像对比度增强。

```
clear all
I= imread ('zaoying.tif'); % 读取充盈像；
J= imread ('mask.tif'); % 读取蒙片像；
K= imsubtract (J, I); % 获得减影影像；
K= imadjust (K, [0, 1], [1, 0], 1); % 将影像反转；
L= imadjust (K); % 对减影影像对比度增强；
```

```
subplot (2, 2, 1), imshow (I); title ('充盈像', '
fontsize', 16);
subplot (2, 2, 2), imshow (J); title ('蒙片像', '
fontsize', 16);
subplot (2, 2, 3), imshow (K); title ('减影像', '
fontsize', 16);
subplot (2, 2, 4), imshow (L); title ('对比度增强
', 'fontsize', 16); % 分别显示其影像。
```

运行结果如图 3-11 所示。

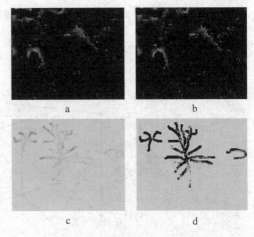

图 3-11　影像减影算法示意图

a. 充盈像；b. 蒙片像；c. 减影像；d. 对比度增强

（四）实验结果与分析

1. 运行相关程序，存储获得的处理结果和影像。
2. 分析影像灰度变换方法在临床应用中的意义。
3. 分析影像代数运算在医学影像处理中的应用。
4. 适当修改和优化上述程序代码和参数，对比处理结果。

第2节　医学影像的几何运算

　　影像的几何运算就是把影像像素点的空间位置或影像的几何尺寸按照某种映射关系映射为不同空间位置或不同的空间尺寸。几何运算包括平移（translation）、旋转（rotation）、缩放（zoom）和镜像（mirror）。通过这些运算可以将一幅影像进行任意几何形状变换。在医学影像中经常使用平移、缩放、旋转和镜像功能进行影像处理和影像诊断。同时，几何运算也是影像配准的基础。

　　一个几何运算一般需要两个独立的算法。首先，需要一个算法来定义空间变换本身，用它描述每个像素如何从其初始位置移动到终止位置，即每个像素的运动。其次，还需要一个算法用于灰度级的插值。这是因为在一般情况下，输入影像的位置坐标为整数，而输出影像的位置坐标可能为非整数，那就需要运用影像的插值算法来进行影像的插值处理。通常影像插值算法有最近邻法、双线性插值法、三次内插值法等。

一、影像的插值算法

（一）最邻近插值法

　　计算与点 $P(x_0, y_0)$ 邻近的四个点，将与点 $P(x_0, y_0)$ 最近的整数坐标点 (x, y) 的灰度值取为 $P(x_0, y_0)$ 点灰度近似值。它是一种最简单的但很近似的一种插值算法，视觉特性较差，马赛克效应明显，如图 3-12 所示。

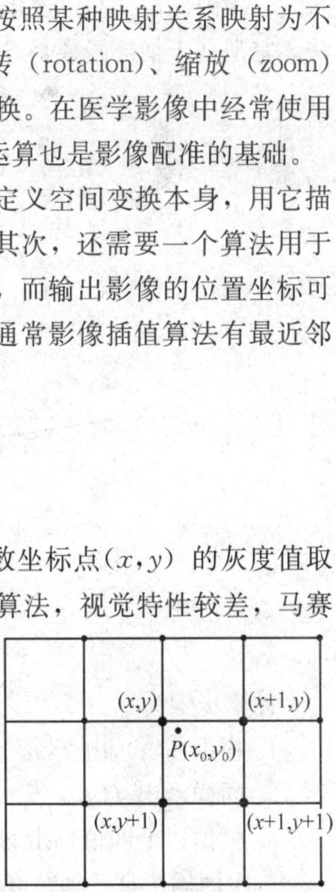

（二）双线性插值法

　　双线性插值法是对最近邻算法的一种改进。$f(x_0, y_0)$ 是由周围四个领域的像素值大小和位置决定的。

1. 由 $f(x, y)$ 及 $f(x+1, y)$ 插值求 $f(x_0, y)$。
2. 由 $f(x, y+1)$ 及 $f(x+1, y+1)$ 插值求 $f(x_0, y+1)$。
3. 由 $f(x_0, y)$ 及 $f(x_0, y+1)$ 插值求 $f(x_0, y_0)$。

图 3-12　最邻近插值示意图

　　双线性插值方法计算中较为充分地考虑相邻各点的特征，灰度具有平滑过渡的特点，一般情

况下可得到满意结果。但它可使影像轮廓或影像边缘模糊，使影像细节退化，尤其在影像放大时，如图 3-13 所示。

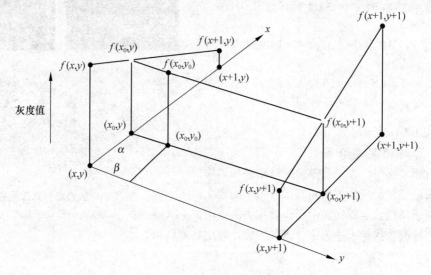

图 3-13　双线性插值示意图

（三）三次内插法

三次内插法又叫三次多项式法，它是由像素周围 16 个像素的像素值和位置决定的一种插值方法。它是基于抽样函数是 $S(x)$ 的一种插值方法，抽样函数近似表达如图 3-14 表示。

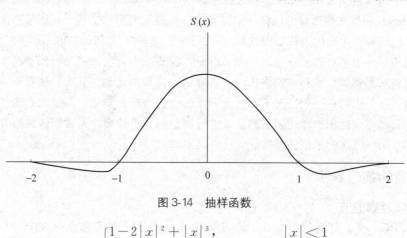

图 3-14　抽样函数

$$S(x) = \begin{cases} 1 - 2|x|^2 + |x|^3, & |x| < 1 \\ 4 - 8|x| + 5|x|^2 - |x|^3, & 1 \leqslant |x| \leqslant 2 \\ 0, & |x| > 2 \end{cases}$$

计算步骤为：

1. 根据 $S(x)$，由 $f(x-1, y)$、$f(x, y)$、$f(x+1, y)$、$f(x+2, y)$ 插值求 $f(x_0, y)$；

2. 同样求出 $f(x_0, y-1)$，$f(x_0, y+1)$，$f(x_0, y+2)$；

3. 根据以上四值，由 $S(x)$ 计算 $f(x_0, y_0)$。

三次内插法是一种精度最高的插值方法，与前两种方法相比能保持较好的影像边缘，但计算量很大。

二、平移

平移是几何变换里最简单的一种，它是使影像在原始的矩阵内进行影像像素的整体位置的移动。在影像中，经过平移后，点(x, y)被平移了(tx, ty)后到点(x', y')，$x' = x + tx$，$y' = y + ty$，采用矩阵形式表达为

$$\begin{bmatrix} x' \\ y' \\ 1 \end{bmatrix} = \begin{bmatrix} 1 & 0 & tx \\ 0 & 1 & ty \\ 0 & 0 & 1 \end{bmatrix} \begin{bmatrix} x \\ y \\ 1 \end{bmatrix} \tag{3-6}$$

当对影像做平移几何运算时，通常有两种平移方法。一种是拓展矩阵，使影像平移后扩大影像矩阵，不丢失影像信息；另外一种为固定矩阵，平移超出矩阵范围外的像素被丢弃，造成影像数据的丢失。在医学影像中通常通过平移方法把影像感兴趣部分平移到矩阵的中心或者在重建时把感兴趣区域放在重建矩阵中心来进行处理。

三、缩放

影像的缩放是根据一定的缩放系数对影像的宽度和高度进行放大或缩小，是常见的影像处理方法。在医学影像中经常会对影像进行适当缩放，以利于对影像的观察诊断。

影像的缩小实际上就是对原有的多个数据进行插值处理，获得期望缩小尺寸的数据，并且尽量保持原有的特征不丢失。缩小时可按比例缩小也可以不按比例缩小。按比例缩小就是影像的高和宽都按照同样的比例缩小；不按比例缩小就是影像的高和宽的缩小比例不一样。在医学影像处理中，为了保持医学影像的真实性，通常采用按比例缩小。常用的医学影像缩小法有直接缩小法（最近邻法，如图3-15）和插值法（双线性插值和三次线性内插法）。

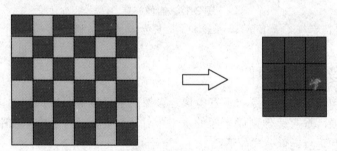

图 3-15　影像缩小一半（直接缩放）

影像放大是影像缩小的逆操作，同样也有直接放大法和插值放大法。

四、影像的旋转

影像的旋转是以影像的中心为坐标原点按照顺时针或者逆时针方向旋转一定的角度。图3-16是影像旋转公式推导的示意图。

点(x, y)逆时针旋转α角到点(x', y')

$$\begin{aligned} x' &= r \times \cos(\alpha + \theta) = r \times \cos\theta \times \cos\alpha - r \times \sin\theta \times \sin\alpha \\ &= x \times \cos\alpha - y \times \sin\alpha \\ y' &= r \times \sin(\alpha + \theta) = r \times \cos\theta \times \sin\alpha - r \times \sin\theta \times \cos\alpha \\ &= x \times \sin\alpha - y \times \cos\alpha \end{aligned}$$

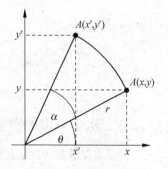

图 3-16　影像旋转时
像素点示意图

用矩阵表示为

$$\begin{bmatrix} x' \\ y' \\ 1 \end{bmatrix} = \begin{bmatrix} \cos\theta & -\sin\theta & 0 \\ \sin\theta & \cos\theta & 0 \\ 0 & 0 & 1 \end{bmatrix} \begin{bmatrix} x \\ y \\ 1 \end{bmatrix} \qquad (3-7)$$

由公式可以发现，当影像非 90°整数倍旋转时，影像位置坐标会出现小数，导致旋转后某些影像点与原影像无对应点；而影像坐标输出必须是整数，所以在进行影像旋转的时候，必须对影像旋转后无对应点的坐标进行像素值插值。常用的插值方法如上所述。所以，影像在旋转非 90°整数倍时，影像的信息会有所丢失，为了保证影像信息精确，操作软件在平片摄影中基本没有设置小角度旋转影像的操作，在平片摄影中，常用的旋转都是 90°和 180°旋转，如图 3-17 所示。而旋转任意角度在 CT 影像等后处理工作站中应用比较广泛。

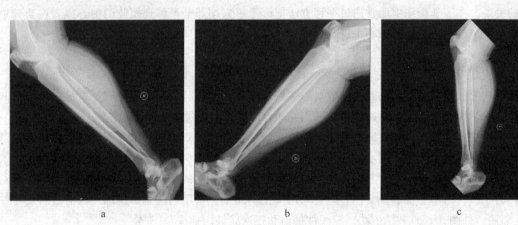

图 3-17　影像旋转

a. 原图；b. 旋转 90°；c. 旋转 45°（双线性插值）

五、医学影像的镜像处理

医学影像的镜像包括水平镜像和垂直镜像。影像的水平镜像是以影像的垂直中轴为对称轴，影像左右两部分对换。垂直镜像则以影像的水平中轴为对称轴上下翻转，如图 3-18、图 3-19 所示。图像水平镜像和垂直镜像公式如下：

$$\begin{bmatrix} x' \\ y' \\ 1 \end{bmatrix} = \begin{bmatrix} 0 & -1 & 0 \\ 1 & 0 & 0 \\ 0 & 0 & 1 \end{bmatrix} \begin{bmatrix} x \\ y \\ 1 \end{bmatrix} \qquad (3-8)$$

$$\begin{bmatrix} x' \\ y' \\ 1 \end{bmatrix} = \begin{bmatrix} 0 & 1 & 0 \\ -1 & 0 & 0 \\ 0 & 0 & 1 \end{bmatrix} \begin{bmatrix} x \\ y \\ 1 \end{bmatrix} \qquad (3-9)$$

六、医学影像的剪切

医学影像的剪切就是在医学影像的矩阵中选取一个小矩阵的操作。常用于影像界面操作中选取影像中一个矩形子图，如图 3-20 所示。在医学影像操作中，通常采用对影像剪切的方法把干扰诊断的无用的影像部分进行裁剪，留下感兴趣区域。例如，在平片影像处理后常采用 mask 影像把照射野外的影像进行裁剪。在 CT 影像三维处理中用裁剪工具去除遮挡感兴趣区域的解剖部位等。

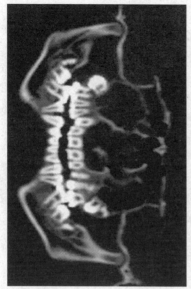
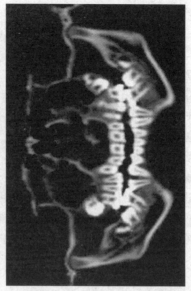

图 3-18 水平镜像

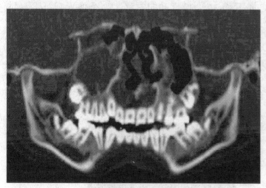
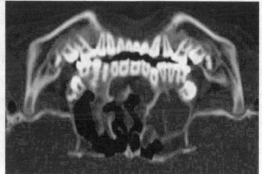

图 3-19 垂直镜像

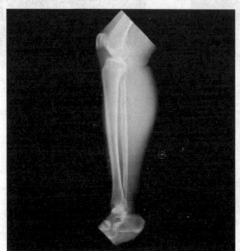
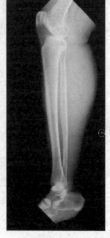

图 3-20 图像剪切

实验四　医学影像的几何运算

（一）实验目的

1. 掌握医学数字影像中常用的几何运算方法；
2. 熟悉三种插值运算方法。

（二）实验器材与设备

计算机或图形工作站、Matlab 7.1 软件。

（三）实验方法与步骤

1. 对影像进行平移　影像平移是在影像的矩阵内进行影像像素的整体移动。在平移过程中，有扩展矩阵和不扩展矩阵平移两种方式，扩展矩阵法保证了影像信息不丢失。

（1）不扩展矩阵平移程序

```
I= dicomread ('D: \ DCM\ spine.dcm');
saveas (gcf, 'spine', 'jpg');
I= imread ('spine.jpg');
se= translate (strel (1), [30 150]);% 定义 se，向下移 30 个像素和向右移 150 个像素;
B= imdilate (I, se); % 将影像 I 按照 se 进行变换;
figure; subplot (1, 2, 1), subimage (I); title ('原影像');
subplot (1, 2, 2), subimage (B); title ('平移后影像');
```

运行结果如图 3-21 所示。

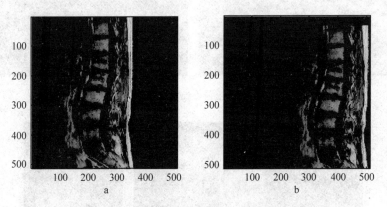

图 3-21　平移后的医学影像（未扩展矩阵）

a. 原图像；b. 平移后的图像

（2）扩展矩阵平移方法程序

```
inImage= imread ('spine.jpg'); % 读取原图;
inImage= im2double (inImage); % 把影像转化为 [0, 1] 之间;
[m, n] = size (inImage); % 取得矩阵尺寸;
Tx= 150; % 向右平移量;
Ty= 30; % 向下平移量;
outImage= zeros (m+ Ty, n+ Tx); % 建立扩展零矩阵;
```

```
outImage (1+ Ty: m+ Ty, 1+ Tx: n+ Tx) = inImage; % 扩展矩阵赋值;
figure; subplot (1, 2, 1), subimage (inImage); title ('原影像');
subplot (1, 2, 2), subimage (outImage); title ('平移后影像');
```

运行结果如图 3-22 所示。

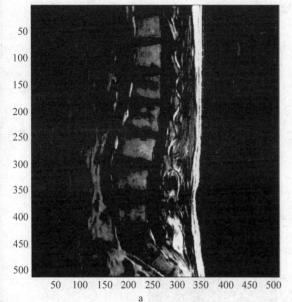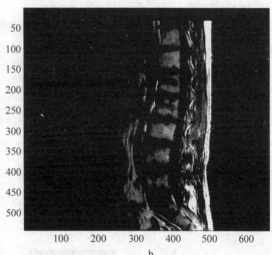

图 3-22　平移后的医学影像（扩展矩阵）

a. 原图像；b. 平移后图像

2. 对影像进行缩放　第一步，读取影像，显示影像。

```
A= imread ('knee.tif');
imshow (A);
```

第二步，选择缩放因子和插值方法，在 Matlab 中，用函数 imresize 来实现对影像的放大或缩小。该函数的调用格式如下：

$$B= imresize (A, m, method)$$

其中，参数 m 为缩放因子，当 $0<m<1$ 时为影像的缩小，$m>1$ 时为影像放大。参数 method 用于指定插值的方法，可选的参数为 "nearest"（最近邻法）、"bilinear"（双线性插值）、"bicubic"（双三次插值），默认值为 "nearest"。

B＝imresize（A，m，method）表示用所选插值方法 method 返回原图 A 的 m 倍缩放影像（m 小于 1 时实际上是缩小）；

B＝imresize（A，[M N]，method）则返回一个矩阵为 M×N 的影像，如果影像的尺寸和原影像不成比例，则输出影像 B 会变形。

程序：

```
I= dicomread('D:\ DCM\ knee.dcm');
saveas(gcf,'knee','tif');
```

```
A= imread('knee.tif');
B= imresize(A,2);
C= imresize(I,0.5);
subplot(2,2,1), subimage(A); title('原影像');
subplot(2,2,2), subimage(B); title('放大影像');
subplot(2, 2, 3), subimage(C); title('缩小影像');
D= imresize(A, [200, 200]);
subplot(2, 2, 4), subimage(D); title ('变形影像');
```

运行结果如图 3-23 所示。

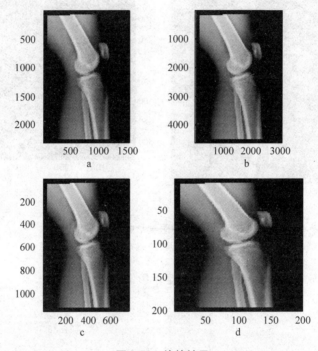

图 3-23　缩放结果

a. 原图像；b. 放大图像；c. 缩小图像；d. 变形图像

3. 对影像进行旋转

第一步，读取影像，显示影像；

```
A= imread ('tibiofibula.tif');
    imshow (A);
```

第二步，选择旋转角度、插值方法和旋转后影像裁剪方式：

```
B= imrotate (A, angle, method, 'bbox');
```

其中，A 为待旋转影像，angle 为逆时针旋转角度，角度为负数表示顺时针旋转。method 表示插值方法，可选的参数可以为"nearest"（最近邻法）、"bilinear"（双线性插值）、"bicubic"（双三次插值），默认值为"nearest"。bbox 表示影像旋转后影像的矩阵大小变化方式，可选参数有"loose"和"crop"两种。"loose"为默认参数，处理后自动扩大矩阵显示旋转后的影像内容，

"crop" 则返回和原影像矩阵大小相同的影像，去掉了旋转出矩阵的影像部分。

程序如下（试着选择不同的旋转角度、不同插值方法和不同裁剪方式对影像进行处理）：

```
B= imrotate (A, - 40, 'bilinear');
C= imrotate (A, - 40, 'bilinear', 'crop');
D= imrotate (A, 90, 'bilinear');
E= imrotate (A, - 40);
imshow (A); title ('原影像');
figure, imshow (B); title ('顺时针旋转 40°未裁切');
figure, imshow (C); title ('顺时针旋转 40°裁切');
figure, imshow (D); title ('逆时针旋转 90°未裁切');
subplot (1, 2, 1), imshow (B); title ('顺时针旋转 40°双线性');
subplot (1, 2, 2), imshow (E); title ('顺时针旋转 40°最近邻');
```

运行结果如图 3-24～图 3-26 所示。

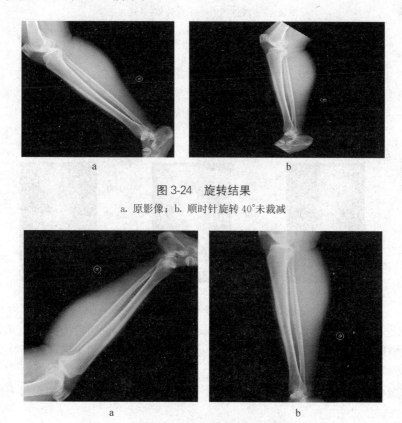

图 3-24　旋转结果

a. 原影像；b. 顺时针旋转 40°未裁减

图 3-25　旋转并裁剪结果

a. 逆时针旋转 90°；b. 顺时针旋转 40°裁剪

4. 对影像进行镜像处理　影像有两种镜像处理，一种是水平镜像，一种是垂直镜像。在 Matlab 里分别用 flipud 和 fliplr 命令来进行上下翻转和左右翻转。

程序：

```
A= imread('knee.tif');
```

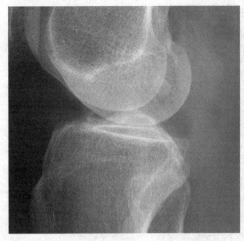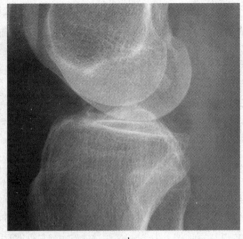

a   b

图 3-26　旋转后使用双线性插值法和最近邻法插值

a. 旋转 40°双线性插值；b. 旋转 40°最近邻插值

```
B= flipud(A);
C= fliplr(A);
subplot(2, 2, 1), subimage(A); title('knee 原影像');
subplot(2, 2, 2), subimage(B); title('knee 水平镜像');
subplot(2, 2, 3), subimage(C); title('knee 垂直镜像');
```

　　运行结果如图 3-27 所示。

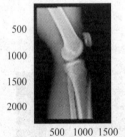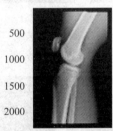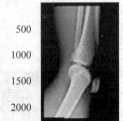

图 3-27　水平镜像和垂直镜像示意图

　　5. 对影像进行剪切　在 Matlab 中，用函数 imcrop 实现对影像的剪切操作。该操作剪切的是影像中的一个矩形子图，用户可以通过参数指定这个矩形四个顶点的坐标，也可以交互地用鼠标选取这个矩形。

　　Imcrop 函数的调用格式为：I＝imcrop（A）；此格式为鼠标交互方式在原影像上进行影像的剪切操作。

　　程序：

```
A= imread('tibiofibula.tif');
imshow(A);
I1= imcrop(A);
figure, imshow(I1);
```

结果如图 3-28 所示。

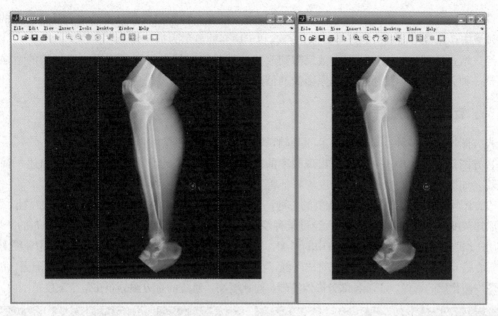

图3-28 图像剪切

还有一种方法为 I＝imcrop（A，$[x_1\ y_1\ x_2\ y_2]$）；它表示在原影像上选取以坐标（x_1，y_1）和坐标（x_2，y_2）为顶点的矩形区域。

程序：

```
A= imread ('tibiofibula.tif');
imshow (A);
I2= imcrop (A,[1000 10 2000 5000]); % 选取坐标为（1000，10）和（2000，5000）之间部分；
figure, imshow (I2);
```

结果如图3-29所示。

（四）实验结果与分析

1. 运行相关程序，存储获得的处理结果；
2. 分析程序代码和函数，了解其使用的数学方法；
3. 对程序进行适当修改，获取不同参数的结果并进行对比；
4. 通过某一种影像几何运算方法比较三种插值方法的优缺点。

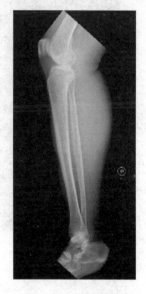

图3-29 坐标裁剪结果

第3节 医学影像增强

医学影像增强技术是临床上应用最多的医学影像处理技术之一，突出影像中的"有用"信息，扩大影像中不同物体特征之间的差别。一幅好的临床影像需要高密度分辨率、高空间分辨率和合适的低噪声水平。其中密度分辨率体现在影像的对比度增强，空间分辨率体现在影像高频增强部分。噪声水平影响医学影像特征的显示，即影像的清晰度。医学影像增强包括对比度增强、直方图增强，代数法、空间域滤波和频率域滤波增强，多尺度小波变换增强和某些特殊增强方法。所有的影像增强技术都是基于以上三种特征去操作的。医学影像的增强技术都是在提高影像的视觉效果，突出影像不同的特征，需要应用不同的影像增强技术。没有一种影像增强技术是适合任何影像的。在放射领域中，影像增强效果的好坏要以是否有利于病变的显示为指导。

经过增强处理后，影像的视觉效果得到改善，某些特定信息得到了增强。但影像的增强处理并不是一种无损处理，更不能增加原影像的信息。

一、直方图增强

直方图增强是多种空域处理技术的基础，它能有效用于影像增强。

直方图是对影像中每一灰度值出现频率的统计，一幅影像的直方图基本上可以描述一幅影像的概貌，如影像的明暗状况和对比度等特征都可以通过直方图反映出来。

直方图均衡化是直方图增强最重要的一种，目的是将原始影像的直方图变为均衡分布的形式，即将一已知灰度概率密度分布的影像，经过某种变换，变成一幅具有均匀灰度概率密度分布的新影像。通常用于增强直方图灰度分布过于集中的影像，扩大影像的对比度，如图 3-30 所示。图中 a 图对应的是一幅心脏 CT 造影影像，影像显现对比度低，在直方图表现上为灰度值分布在很小的范围内，b 图为直方图均衡化后的影像，心脏各部分影像清晰，对比度高，对应的直方图分布在整个灰度范围内。

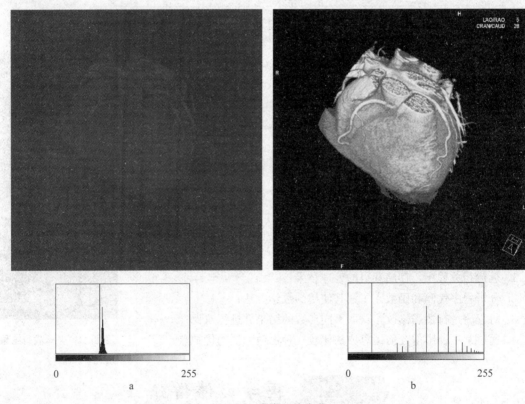

图 3-30　直方图均衡化

二、空域滤波

空域滤波是在影像空间上进行邻域处理的增强方法，它应用某一邻域模板对每个像素及与其周围邻域的所有像素进行某种数学运算，得到该像素的新的灰度值（即输出值），输出值的大小不仅与该像素的灰度值有关，而且还与其邻域内的像素的灰度值有关。如表 3-1 所示，左边是一幅影像的一小部分，共 9 个像素的灰度值；中间表示一个 3×3 的滤波模板，k_i 为模板的系数；右边

为与 p_5 相对应的像素的灰度值 r。计算公式如下：

$$r = \sum_{i=1}^{i=9} p_i \times k_i \tag{3-10}$$

表 3-1 空域滤波的像素输出

p_1	p_2	p_3		k_1	k_2	k_3				
p_4	p_5	p_6		k_4	k_5	k_6				r
p_7	p_8	p_9		k_7	k_8	k_9				
影像部分				模板系数				p_5 滤波后输出值		

常用的空域滤波方法有平滑滤波与锐化滤波。

（一）影像平滑滤波

平滑滤波器用于对影像进行模糊处理和减少影像噪声这两方面。模糊处理经常用来去除影像中的一些琐碎的细节等，或者通过对影像的模糊操作获取影像的低频信息，为进一步的频率信息提取做准备，如常用的模糊掩模滤波法（unsharp masking）。平滑滤波器对影像像素变化比较快的尖锐部分，即高频率部分（如噪声部分和影像的边缘细节属于高频部分）有削弱作用，从而起到影像平滑的作用。所以平滑滤波可用来提高影像的信噪比和减弱或消除影像的噪声（高频部分）。在医学影像处理中经常应用平滑滤波技术去增强不同频率段影像和降低影像噪声，提高影像的信噪比。

平滑滤波器的设计比较简单，给各个滤波模板系数 k_i 赋不同的值，就可得到不同的平滑滤波器。常用的平滑滤波方法有均值滤波法和中值滤波法。

（1）均值滤波：均值滤波器是一种线性滤波器，它的设计原理为选取像素邻域内的各点的灰度值平均值替代该像素值。均值滤波法和频率域低通滤波是对应的。以一种最简单的邻域平均法为例，如表 3-2，所有 3×3 邻域模板系数为 1/9，该滤波运算相当于求邻域范围的像素灰度平均值，在均值滤波模板中各系数和为 1，且模板尺寸一般为奇数×奇数。除此之外还有加权均值滤波器，即滤波模板中的各系数的权重不一样，权重系数大的对输出像素的结果影响也大。图中处于掩模中心位置的像素比其他任何像素的权重值都要大，突出了中间像素值的重要性，削弱了周围像素值的影响力。

不同尺寸的模板滤波后的效果不一样。模板尺寸越大，影像平滑效果越明显，如图 3-31 所示。

表 3-2 邻域平均和加权邻域的均值滤波

1/9	1/9	1/9		1/16	2/16	1/16
1/9	1/9	1/9		2/16	4/16	2/16
1/9	1/9	1/9		1/16	2/16	1/16
3×3 邻域滤波模板				3×3 加权邻域滤波器模板		

均值滤波的结果是使影像像素值突变的区域变得平滑，这样可以降低突变的噪声点，但同时也会使非噪声部分的影像轮廓和细节变得模糊。

（2）中值滤波：与邻域平均法不同，中值滤波将邻域内所有像元值从小到大排序，取中间值作为中心像元的输出值，所以中值滤波是一种非线性滤波。

中值滤波的依据：噪声以孤立点的形式出现，这些点对应的像素数很少，而影像则是由像素数较多、面积较大的块构成，所以当把邻域像素排序时，孤立噪声远离邻域中间值，这样输出的像素值为噪声孤立点的概率很小，达到去除噪声的目的。因此，中值滤波对脉冲干扰及椒盐噪声的抑制效果好，在抑制随机噪声的同时能有效保护边缘少受模糊。但它对点、线等细节较多的影

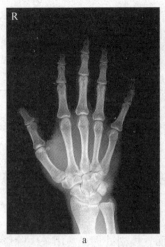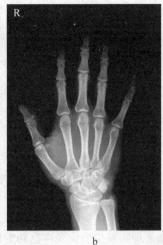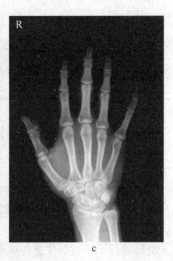

图 3-31 不同尺寸的均值滤波平滑处理

a. 原影像；b. 5×5 邻域；c. 11×11 邻域

表 3-3 中值滤波

200	201	203
201	202	190
204	203	240

影像部分

像却不太合适，如对数字乳腺影像进行处理时，可能把微小钙化点滤除，造成诊断信息丢失。

如表 3-3 所示，把影像区域的 9 个像素从小到大排序为：190，200，201，201，202，203，203，204，240。中间值为 202，所以该位置像素值输出结果为 202，从中看出噪声孤立点 190 和 240 对结果基本没有影响。中值滤波处理效果如图 3-32 所示。

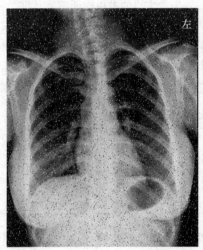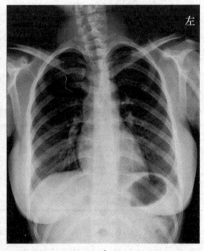

图 3-32 中值滤波处理效果

a. 含椒盐噪声的影像；b. 中值滤波后

（二）影像锐化滤波

在影像处理中，把消减影像模糊、突出目标边界和影像细节的增强方法称为影像的锐化。

锐化滤波对影像像素变化较快的高频部分进行增强，但同时削弱了影像像素变化缓慢的低频部分。锐化滤波主要用来提取影像的边缘和细节信息，突出影像的轮廓。影像锐化的实质是在原始影像上加上锐化的边缘，最后得出的影像才是锐化的影像。在医学影像处理中，经常用它来增强边缘细节，改善细节的显示效果，如CT影像重点观察骨质的时候，则需对影像进行锐化处理。如图3-33，a图为以骨窗显示标准算法的眼眶CT影像，b图是其骨窗显示锐化处理的影像，从影像看来，影像的锐化增强了影像的边缘等细节信息，使影像看起来更加锐利、清晰、空间分辨力高，更有利于诊断。在CR摄影中，边缘增强技术经常应用在骨骼等部位摄影，如处理胸部外伤的影像通常要采用锐化滤波技术增强肋骨的显示。

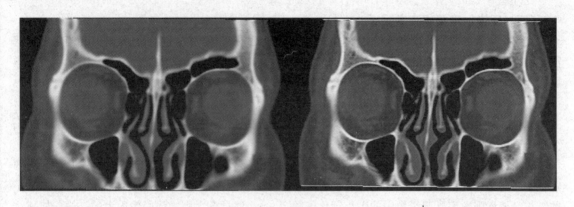

图 3-33　图像锐化
a. 标准算法；b. 骨算法（锐化）

锐化滤波器可以用空间微分来完成，常用的有一阶微分算子和二阶微分算子，二阶微分算子比一阶要好，如拉普拉斯算子。以上所有滤波模板系数和为零。常用的锐化滤波器算子有：

一阶水平边缘或线条检测算子

1	1	1
0	0	0
−1	−1	−1

−1	−1	−1
0	0	0
1	1	1

一阶垂直边缘或线条检测算子

1	0	−1
1	0	−1
1	0	−1

−1	0	1
−1	0	1
−1	0	1

全方位的边缘检测算子有：

拉普拉斯算子

0	1	0
1	−4	1
0	1	0
拉普拉斯算子		

1	1	1
1	−8	1
1	1	1
拉普拉斯算子		

拉普拉斯算子是二阶导数算子，对影像的噪声非常敏感，并不能提供影像的边缘方向信息，故很少用于边缘检测。

sobel 模板

1	2	1
0	0	0
-1	-2	-1

-1	0	1
-2	0	2
-1	0	1

水平方向	垂直方向

此外还有 Canny 算子、Roberts 算子、Prewitt 算子等。

（三）反锐化掩模滤波增强（unsharp masking）

反锐化掩模滤波又叫模糊掩模滤波，它是将影像通过模糊掩模进行模糊预处理（相当于低通滤波）后与原图作减法运算得出含有高频成分的差值影像，差值影像然后乘上一个修正因子 f 再与原影像代数求和，以达到提高影像中高频成分、增强影像轮廓和细节的目的。由公式（3-11）表示：

$$y'_i = y_i + f \times (y_i - s_i(\sigma)) \tag{3-11}$$

式中 y_i 为原始影像，$s_i(\sigma)$ 表示原始影像经过滤过核 σ 平滑后的影像，f 表示增强修正因子，y'_i 为输出影像。

输出影像结果主要由增强修正因子 f 和平滑滤过核 σ 大小决定。f 决定增强的程度，平滑滤过核主要是采用均值滤波模糊。滤过核 σ 的尺寸决定要增强的频率的范围，滤过核小则增强微小的结构，如增强数字乳腺影像中的微小钙化（图 3-34）。滤过核大则增强影像中大的结构，如肺纹理的显示等（图 3-35）。反锐化掩模滤波同时会增强影像噪声部分，当滤过核过大时，它在使影像的边缘变锐利的同时会在影像边缘两边出现黑白的伪影。

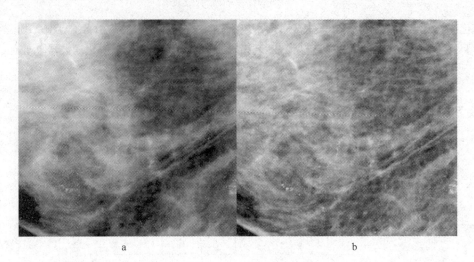

图 3-34 数字乳腺钙化增强影像

a. 数字乳腺影像钙化增强前；b. 数字乳腺钙化增强后

三、医学影像的滤波降噪

（一）噪声类型

医学影像噪声按照噪声模型可以分为以下几类：高斯噪声、椒盐噪声、泊松分布噪声和乘性噪声等。不同的噪声类型则需要选择不同的噪声滤波方法和滤波参数。医学影像的噪声在影像上基本表现为均匀照射区域的随机的像素值波动，常见的为高斯噪声和泊松分布噪声。

研究噪声模型可以通过程序来添加相关模型产生的噪声影像，如图 3-36 所示。

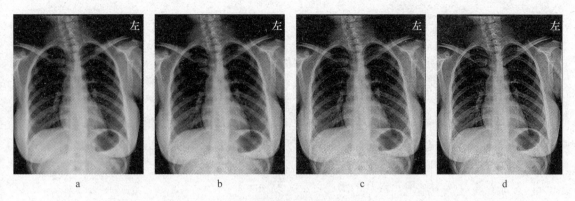

图 3-35　不同滤过核大小对影像增强的效果
a. 原影像；b. $\sigma=1$；c. $\sigma=5$；d. $\sigma=10$

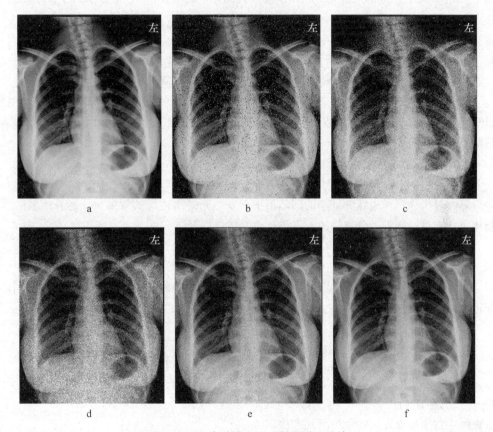

图 3-36　不同滤过核大小对影像增强的效果
a. 原影像；b. 椒盐噪声；c. 高斯噪声 $\sigma=0.01$；
d. 乘性噪声；e. 泊松分布噪声；f. 高斯噪声 $\sigma=0.001$

（二）噪声滤波

对噪声的去除主要应用平滑滤波器进行，也有通过建立已知的噪声模型进行影像滤波。本节主要介绍几种影像平滑滤波方法。常用的噪声去除滤波器为均值滤波法、中值滤波法和自适应滤波法，其中中值滤波对椒盐噪声的去除效果最好，它在去除噪声的同时保留了影像的高频部分如影像边缘细节等。自适应滤波在去除高斯噪声和乘性噪声等方面优于其他的滤波器。

四、形态学处理

形态学运算是用一定形态结构元素去度量和提取影像中对应的形状，达到对影像分析和识别的目的。在保持影像基本形状的前提下简化影像数据，去除或检测其中不相干部分，在医学影像处理中具有广泛的应用。

针对处理对象的不同，数学形态学运算基本可以分为二值影像形态学运算和灰度影像形态学运算两类。灰度数学形态学是二值数学形态学对灰度影像的自然扩展。数学形态学的基本运算有膨胀、腐蚀、开和闭运算。

1. 膨胀　集合 A 对结构元素 B 的膨胀，定义为

$$A \oplus B = \{z \mid (\hat{B} \cap A \neq \phi)\} \tag{3-12}$$

式中 $\hat{B}$ 是元素 B 关于原点的对称，z 是 B 所能达到的区域的集合。在二值影像中，若 A 为目标像素集合，B 是全"1"逻辑矩阵，$A \oplus B$ 将是 A 影像的膨胀。

膨胀是将影像中与目标物体接触的所有背景点合并到物体中的过程，增大目标、缩小目标内部孔径、增补目标中的空间，使目标形成连通域。

2. 腐蚀　设目标像素集合为 A，结构元素为 B，A 对 B 的腐蚀定义为

$$A \Theta B = \{z \mid (B)_z \subseteq A\} \tag{3-13}$$

式中 $A \Theta B$ 是 A 影像的收缩，收缩程度取决于结构元素 B。腐蚀能使目标缩小、目标内孔增大，并起到消除外部孤立噪声的效果。

3. 开运算　集合 A 对结构元素 B 的开运算定义为

$$\text{Open}(A, B) = (A \Theta B) \oplus B \tag{3-14}$$

开运算通过去除目标边缘处细小的凹陷不平，来达到平滑边缘的效果。开运算能消除影像中细小物体，并在目标纤细处分离物体，平滑较大物体边界。

4. 闭运算　集合 A 对结构元素 B 的闭运算操作定义为

$$\text{Close}(A, B) = (A \oplus B) \Theta B \tag{3-15}$$

闭运算可以去除边缘上细小的凸起，来实现平滑边缘，并能填充物体影像内细小空间，实现连接邻近物体和平滑边界的作用。

实验五　医学影像的影像增强

（一）实验目的

掌握医学数字影像常用的影像增强方法。

（二）实验器材与设备

计算机或图形工作站、Matlab 6.5 以上版本软件。

（三）实验方法与步骤

采用 Matlab 6.5 以上版本进行实验操作，主要使用 Matlab image processing 工具箱的影像处理函数。

1. 用 Matlab 读取和显示待处理的医学影像

```
I= imread ('chest.tif');
Imshow (I); title ('待处理的影像', 'fontsize', 16);
```

运行结果如图 3-37 所示。

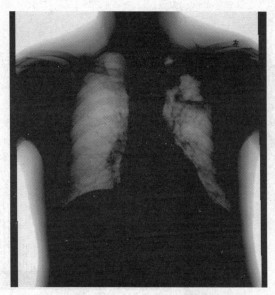

图 3-37 待处理的医学影像

2. 对影像进行对比度增强

Figure, imhist (I); % 获得影像直方图；

运行结果如图 3-38 所示。

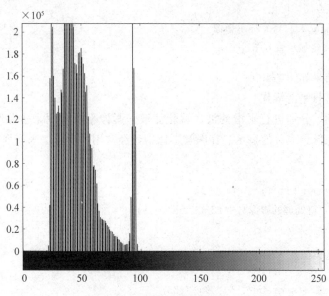

图 3-38 原始影像直方图

G= imadjust (I, [0.10, 0.4], [1, 0]); % 将灰度范围转换为 0.0~ 1.0 之间的分数，使灰度范围由 [25，100] 变为灰度范围 [0，255]，且灰度反转。

figure, imshow (G);

```
figure, imhist (G);
```

运行结果如图 3-39 所示。

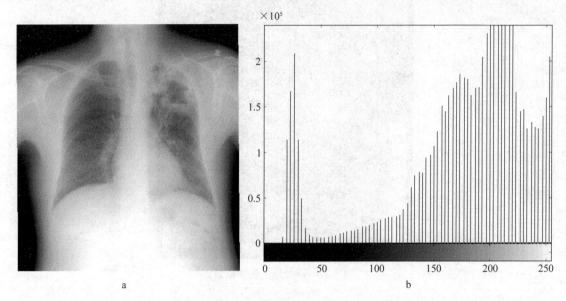

图 3-39　对比度增强后的医学影像和直方图

a. 对比度增强影像；b. 对比度增强后直方图

3. 获得影像直方图，并对影像进行直方图均衡化

```
J= histeq (G);% 直方图均衡化；
figure, figure, imshow (J);% 显示影像；
figure, imhist (J);% 显示直方图；
```

直方图均衡化结果如图 3-40 所示。

4. 对 CT 影像进行平滑操作

以眼眶影像为例，分别进行平滑滤波、锐化滤波。影像平滑常用来去除噪声，提高信噪比。同时也用来增强影像低频成分的显示。在医学影像中，经常用平滑算法来增强软组织的显示。

（1）读取影像：

```
I= imread ('eye_ stand.tif');
Imshow (I); title ('待处理的影像', 'fontsize', 16);
figure, imhist (I)
```

（2）进行影像平滑操作：

```
K= filter2 (fspecial ('average', 5), I) /255;
figure, imshow (K); title ('平滑滤波', 'fontsize', 16);
```

运行结果如图 3-41 所示。

从图中可以看出影像的平滑滤波能提高影像的信噪比，噪声水平明显降低，但同时也带来了边缘模糊。

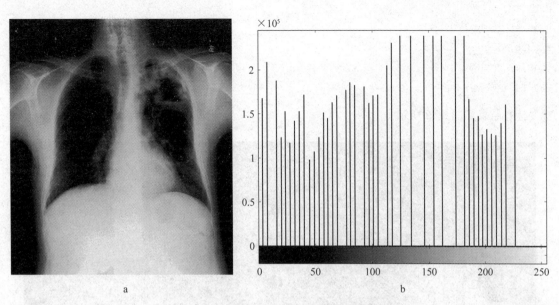

图 3-40 对比度增强后的医学影像和直方图
a. 直方图均衡化后影像；b. 直方图均衡化后直方图

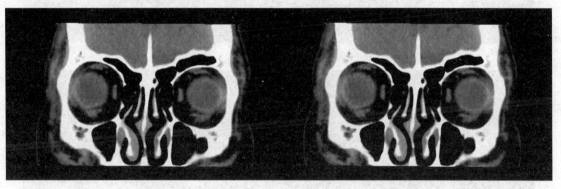

平滑前影像   平滑后影像

图 3-41 图像平滑处理

5. 对医学影像进行锐化操作

（1）影像锐化的实质是原影像加上锐化的边缘的影像。边缘信息通常用锐化滤波器来提取，常用的锐化滤波器的算子有 Roberts 算子、Sobel 算子、Prewitt 算子、Canny 算子等。

调用格式如下程序：

```
I= imread ('hand.jpg');
imshow (I);
bw1= edge (I, 'roberts');% Roberts算子;
bw2= edge (I, 'sobel');% Sobel算子;
bw3= edge (I, 'prewitt');% Prewitt算子;
bw4= edge (I, 'canny');% Canny算子;
bw5= edge (I, 'log');% Log算子;
figure, imshow (bw1);
```

```
figure, imshow (bw2);
figure, imshow (bw3);
figure, imshow (bw4);
figure, imshow (bw5);
```

运行结果如图 3-42 所示。

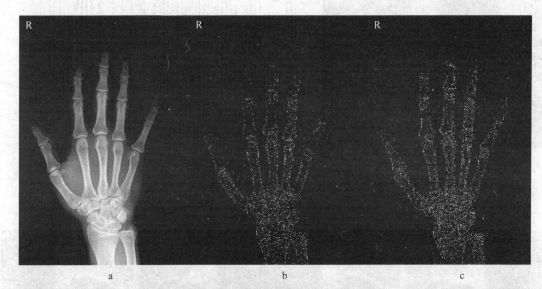

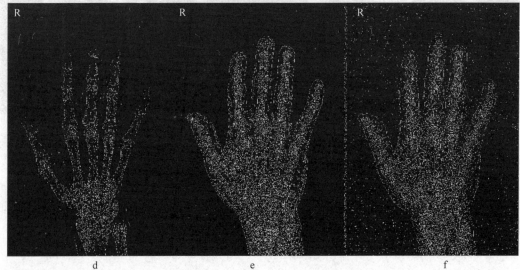

图 3-42　图像平滑处理

a. 原始影像；b. Roberts 算子；c. Sobel 算子；

d. Prewitt 算子；e. Canny 算子；f. Log 算子

（2）非锐化掩模滤波调用格式为：H= FSPECIAL ('unsharp', α)；α 为平滑滤波程度控制值，范围为 0.0~1.0，默认值为 0.2。

调用程序如下：

```
clear all;
```

```
I= imread ('bone_ origin.jpg');
imshow (I); title ('原始影像', 'fontsize', 16);
H= FSPECIAL ('unsharp', 0.6);
K= filter2 (H, I) /255;
figure, imshow (K); title ('unsharp masking ', 'fontsize', 16);
```

运行结果如图 3-43 所示。

原始图像   unsharp masking

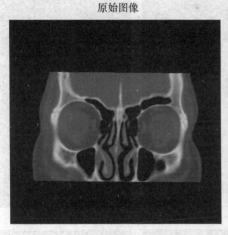 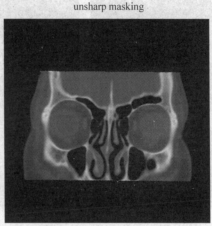

图 3-43   图像平滑处理

6. 对医学影像进行滤波降噪

(1) 对影像添加噪声：Matlab 通过 imnoise 为影像添加噪声，调用格式为：J= imnoise (I, TYPE, ...)，I 为待处理影像，TYPE 为噪声类型。可以添加的噪声 类型有高斯噪声 ('gaussian')、零均值高斯白噪声 ('localvar')、泊松噪声 ('poisson')、椒盐噪声 ('salt & pepper ')、乘性噪声 ('speckle') 等。

如：J= imnoise (I, 'gaussian', M, V)；表示高斯噪声均值为 M，默认值为 0，方差为 V，默认值为 0.01；J= imnoise (I, 'poisson')；表示泊松分布；J= imnoise (I, 'salt & pepper', D)；表示椒盐噪声，D 为噪声强度参数，表示噪声点个数为 D * numel (I) 个像素，默认值为 0.05；J= imnoise (I, 'speckle', V)；表示乘性噪声影像输出 J= I+ n* I，n 为均匀分布的随机噪声，均值为 0，方差为 V，即噪声强度参数，V 默认值为 0.04。

调用程序如下：

```
I= imread ('hand.jpg');
imshow (I); title ('原始影像', 'fontsize', 16);
I1= imnoise (I, 'gaussian', 0, 0.01);
figure, imshow (I1); title ('高斯噪声 0.01', 'fontsize', 16);
I2= imnoise (I, 'salt & pepper');
figure, imshow (I2); title ('椒盐噪声', 'fontsize', 16);
I3= imnoise (I, 'poisson');
figure, imshow (I3); title ('泊松分布噪声', 'fontsize', 16);
I4= imnoise (I, 'speckle');
```

```
figure, imshow (I4); title ('乘性噪声', 'fontsize', 16);
I5= imnoise (I, 'gaussian', 0, 0.001);
figure, imshow (I5); title ('高斯噪声 0.001', 'fontsize', 16);
```

运行结果如图 3-44 所示。

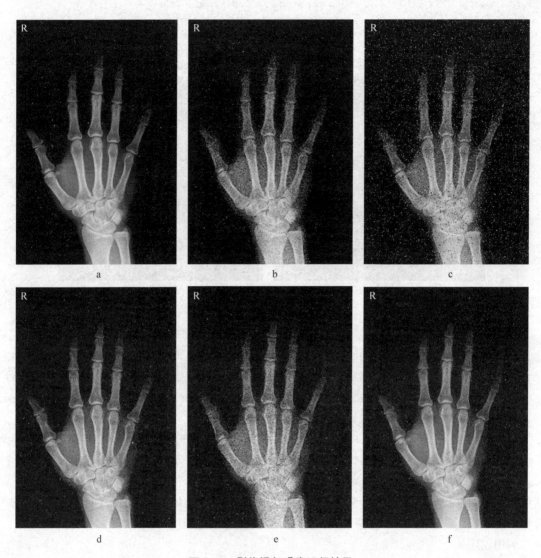

图 3-44　影像添加噪声运行结果

a. 原始图像；b. 高斯噪声 0.01；c. 椒盐噪声；d. 泊松分布噪声；e. 乘性噪声；f. 高斯噪声 0.001

（2）影像平滑降噪滤波：对影像 hand 噪声影像进行均值滤波、中值滤波和自适应滤波，比较滤波效果。

均值滤波器是一种最常用的线性低通平滑滤波器，可抑制影像中的噪声，但同时也使影像变得模糊；中值滤波器是一种最常用的非线性平滑滤波器，可消除影像中孤立的噪声点，又可产生较少的模糊。

滤波器可以用 H＝fspecial（type，HSIZE）表达，它表示产生某种类型 H 滤波器，类型可以为'average'（均值滤波）、'gaussian'（高斯低通滤波器），调用格式为：

```
H= FSPECIAL('disk',RADIUS) % 圆形邻域半径，均值滤波；
H= FSPECIAL('average',HSIZE) % 矩形邻域半径，均值滤波；
H= FSPECIAL('gaussian',HSIZE,SIGMA)% 高斯低通滤波。
```

中值滤波调用格式为

```
B= MEDFILT2 (A, [M N])% A为待滤波影像，[M N] 为邻域模板矩阵，默认值为3×3。
```

1）椒盐噪声的滤波效果比较：

```
K1= medfilt2 (I2, [3 3]); % 3×3中值滤波 medfilt2 为二维影像的中值滤波；
figure, imshow (K1); title ('中值滤波- 椒盐噪声', 'fontsize', 16);
K2= filter2 (fspecial ('average', 5), I2) /255; % filter2选择二维滤波中均值滤波；
figure, imshow (K2); title ('均值滤波- 椒盐噪声', 'fontsize', 16);
K3= wiener2 (I2, [3, 3]);% 自适应滤波窗口大小为3×3；
figure, imshow (K3); title ('自适应滤波- 椒盐噪声', 'fontsize', 16);
```

运行结果如图 3-45 所示。

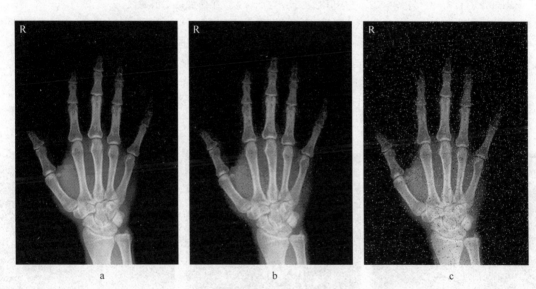

图 3-45　影像添加噪声运行结果

a. 中值滤波-椒盐噪声；b. 均值滤波-椒盐噪声；c. 自适应滤波-椒盐噪声

2）高斯噪声滤波效果比较：

```
K1= medfilt2 (I1, [3 3]); % 3×3中值滤波 medfilt2 为二维影像的中值滤波；
figure, imshow (K1); title ('中值滤波- 高斯噪声', 'fontsize', 16);
K2= filter2 (fspecial ('average', 5), I1) /255; % filter2选择二维均值滤波；
figure, imshow (K2); title ('均值滤波- 高斯噪声', 'fontsize', 16);
K3= wiener2 (I1, [3, 3]); % 自适应滤波窗口大小为3×3；
figure, imshow (K3); title ('自适应滤波- 高斯噪声', 'fontsize', 16);
```

运行结果如图 3-46 所示。

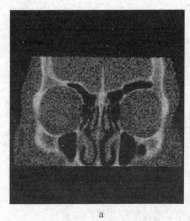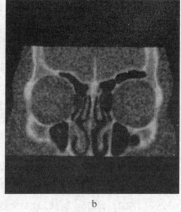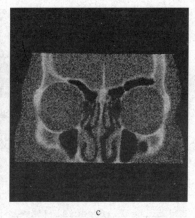

a　　　　　　　　　b　　　　　　　　　c

图 3-46　高斯噪声滤波结果

a. 中值滤波-高斯噪声；b. 均值滤波-高斯噪声；c. 自适应滤波-高斯噪声

3）泊松分布噪声滤波效果比较：

```
K1= medfilt2 (I3, [3 3]); % 3×3中值滤波 medfilt2 为二维影像的中值滤波；
figure, imshow (K1); title ('中值滤波- 泊松噪声', 'fontsize', 16);
K2= filter2 (fspecial ('average', 5), I3) /255; % filter2 选择二维滤波中均值滤波；
figure, imshow (K2); title ('均值滤波- 泊松噪声', 'fontsize', 16);
K3= wiener2 (I3, [3, 3]); % 自适应滤波窗口大小为 3×3；
figure, imshow (K3); title ('自适应滤波- 泊松噪声', 'fontsize', 16);
```

运行结果如图 3-47 所示。

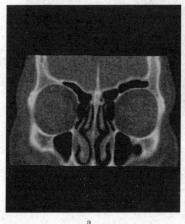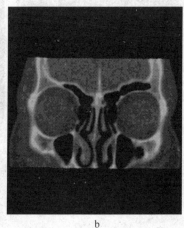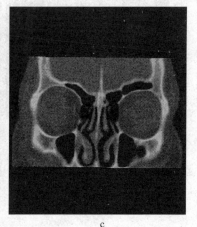

a　　　　　　　　　b　　　　　　　　　c

图 3-47　泊松分布噪声滤波结果

a. 中值滤波-泊松噪声；b. 均值滤波-泊松噪声；c. 自适应滤波-泊松噪声

4）乘性噪声滤波效果比较：

```
K1= medfilt2 (I4, [3 3]); % 3×3中值滤波 medfilt2 为二维影像的中值滤波；
figure, imshow (K1); title ('中值滤波- 乘性噪声', 'fontsize', 16);
K2= filter2 (fspecial ('average', 5), I4) /255; % filter2 选择二维滤波中均值滤波；
```

```
figure, imshow (K2); title ('均值滤波-乘性噪声', 'fontsize', 16);
K3= wiener2 (I4, [3, 3]); % 自适应滤波窗口大小为 3×3;
figure, imshow (K3); title ('自适应滤波-乘性噪声', 'fontsize', 16);
```

结果如图 3-48 所示。

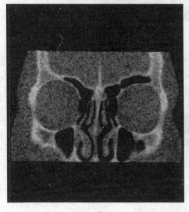 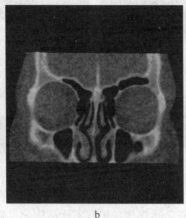 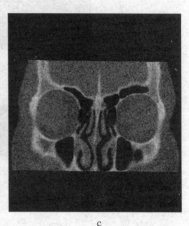

a   b   c

图 3-48   乘性噪声滤波结果

a. 中值滤波；b. 均值滤波；c. 自适应滤波

（四）实验结果与分析

1. 运行相关程序，存储获得的处理结果；
2. 分析程序代码和函数，了解其使用的数学方法；
3. 掌握每种影像增强方法在临床中的应用；
4. 分析比较各种噪声模型下的最佳滤波方案；
5. 适当修改和优化上述程序代码和参数，对比处理结果。

实验六　医学影像的形态学增强

（一）实验目的

1. 了解膨胀和腐蚀的 Matlab 实现方法；
2. 掌握影像膨胀、腐蚀、开启、闭合等形态学操作函数的使用方法；
3. 了解二进制影像的形态学应用。

（二）实验器材与设备

计算机或图形工作站、Matlab 6.5 以上版本软件。

（三）实验方法与步骤

1. 影像膨胀　对包含矩形对象的二进制影像进行膨胀操作。

```
BW= zeros (9, 10);
BW (4: 6, 4: 7) = 1;
imshow (BW, 'notruesize');
se= strel ('square', 3); % 正方形结构元素;
```

```
BW2= imdilate (BW, se);
figure, imshow (BW2, 'notruesize');
```

结果如图 3-49 所示。

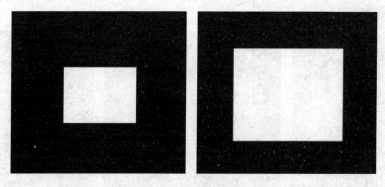

图 3-49　图像膨胀

改变上述结构元素类型（如 line、diamond、disk 等），重新进行膨胀操作。

对影像'cta_ head.tif'进行上述操作，观察不同结构元素膨胀的效果。

```
BW3= imread ('cta_ head.tif');
imshow (BW3);
se2= strel ('line', 11, 90); % 线型结构元素;
BW4= imdilate (BW3, se2);
figure, imshow (BW4);
```

结果如图 3-50 所示。

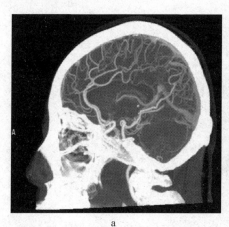 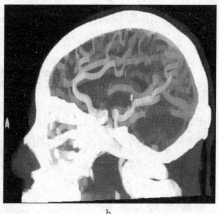

a   b

图 3-50　原始图像与膨胀运算后
a. 原始图；b. 膨胀运算后

2. 影像腐蚀　对影像'cta_ head.tif'进行腐蚀操作。

```
BW1= imread ('cta_ head.tif');
se= strel ('arbitrary', eye (5));
BW2= imerode (BW1, se);
```

```
imshow (BW1);
figure, imshow (BW2);
```

结果如图 3-51 所示。

3. 膨胀与腐蚀的综合使用

方法一：先腐蚀（imerode），再膨胀（imdilate）。

```
BW1= imread ('cta_ head.tif');
imshow (BW1);
se= strel ('rectangle', [40 30]); % 选择适当大小的矩形结构元素;
BW2= imerode (BW1, se); % 先腐蚀，删除较细的直线;
figure, imshow (BW2);
BW3= imdilate (BW2, se); % 再膨胀，恢复矩形的大小;
figure, imshow (BW3)。
```

方法二：使用形态开启函数（imopen）。

```
BW1= imread ('cta_ head.tif');
imshow (BW1);
se= strel ('rectangle', [40 30]);
BW2= imopen (BW1, se); % 开启操作;
figure, imshow (BW2)。
```

结果如图 3-52 所示。

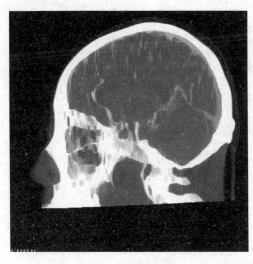

图 3-51　腐蚀运算

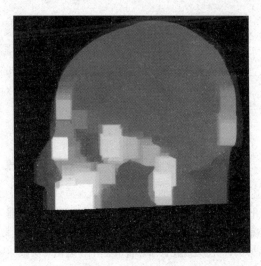

图 3-52　开运算结果

4. 开运算与闭运算的综合应用

改变结构元素的大小，重新进行开启操作，观察处理结果。

```
 se= strel ('rectangle', [20 10]);
se= strel ('rectangle', [50 40]);
```

置结构元素大小为 [4　3]，同时观察形态开启（imopen）与闭合（imclose）的效果，总结形态开启与闭合在影像处理中的作用。

```
I= imread ('cta_ head.tif');
imshow (I)
se= strel ('rectangle', [4 3]);
I1= imopen (I, se); % 开启操作;
I2= imclose (I, se); % 闭合操作;
    figure, imshow (I1);
    figure, imshow (I2);
```

结果如图 3-53 所示。

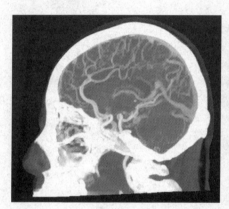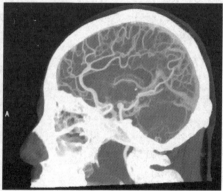

图 3-53   开运算与闭运算的效果

（四）实验结果与分析

1. 运行相关程序，存储获得的处理结果和影像；

2. 分析影像形态学运算方法在临床应用中的意义；

3. 适当修改和优化上述程序代码和参数，对比处理结果。

（牛延涛   康天良）

参 考 文 献

罗述谦，周果宏. 2003. 医学影像处理与分析 ［M］. 北京：科学出版社.

聂升东，邱建峰，郑建立，等. 2009. 医学图像处理 ［M］. 上海：复旦大学出版社.

容观澳. 2000. 计算机图像处理 ［M］. 北京：清华大学出版社.

田捷. 2003. 集成化医学影像算法平台理论与实践 ［M］. 北京：清华大学出版社.

The MathWorks，Inc. Matlab Documentation Center ［EB/OL］. (2009-12)［2010-04］. http：//www. mathworks. cn/cn/help/Matlab/index. html.

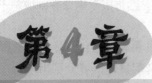

医学影像分割

医学影像分割是将医学影像分割成具有特征性的区域并提取其中目标的技术。它是医学影像处理中的关键步骤，是后期更复杂的医学影像处理技术，如医学影像检测、特征提取、模式识别、计算机辅助诊断（computer aided diagnosis，CAD）、三维可视化和医学影像分析的基本前提条件和必要步骤，是实现医学影像的特征提取、目标分离和其他图像分析技术的重要手段，同样也使更高级别的医学影像理解技术逐渐成为可能。

通过许多专业人员的研究和努力，医学影像分割的相关算法越来越多，并与广义上的数字图像处理中分割算法的方法和理论基本一致，只是在图像格式上有一定区别；另外，医学影像分割算法比普通分割算法更具有复杂性、多样性和融合性等特点。

医学影像从空间上讲属于离散数字矩阵，因此，灰度具有较明显的不连续性，即医学影像具有不连续性；从灰度上讲，医学影像又是没有其他色彩只有灰度分级的灰度影像，即医学影像具有相似性。

因此，可以借助于不连续性这一特性对医学影像进行分割，如基于边缘探测的分割算法，即先探测区域边界，再确定边界限定区域（如梯度算子、Roberts 算子、Sobel 算子、Prewitt 算子、Laplacian 算子、Krisch 算子等）；也可以借助于相似性对医学影像进行分割，这种特性使图像可以分割为相似的区域，再进行其他操作，如阈值分割和区域分割（如区域生长法和区域分裂合并法等）；还可以融合图像处理领域的其他高级算法（如模式识别、模糊理论、遗传算法、马尔科夫随机场理论、小波分析等）让医学影像分割达到较准确和真实的效果。

虽然医学影像分割的算法多种多样，有上千种之多，但大部分算法都是只针对某一类具体问题而设计的，并无通用的算法适合所有医学影像。本章主要介绍如何利用 Matlab 语言实现对医学影像（CT影像、MRI 影像以及微观影像）进行图像分割。由于许多高级的分割算法较为复杂和繁琐，且需要的理论知识较多，这里就不多赘述，仅介绍医学影像处理领域中简单、常用和最基本的算法。

本章第 1 节是"医学影像的分割"，讲述如何利用阈值分割算法从 CT 影像中分割出骨骼影像，以及如何利用分割算法从 MRI 影像中分离脑组织影像；第 2 节是"微观影像分割"，讲述微观影像现今的发展情况以及如何利用分割算法分割出医学微观信息。本章共包括两个实验：MRI颅脑影像的分割和细胞影像分割。

第 1 节　医学影像的分割

一、CT 骨骼影像的阈值分割

（一）医学影像分割

所谓的医学影像分割是根据医学影像的某个可以处理的特性（如光学密度值、灰度值、CT

值、频谱等），利用医学影像区域内的相似性和区域间的差异性将医学影像分割成若干个互不相通区域的过程。

医学影像分割是当今医学影像处理领域的重要研究项目和课题，目的是把医学影像中具有解剖学、生理学、病理学、生物化学信息和某些具有特殊含义的目标区域分割出来，并使其分割结果尽可能真实地接近器官或组织的解剖结构，测定其中的特征性参数，建立解剖结构信息数据，为医学影像三维重建、配准、融合、可视化等提供翔实的原始数据，进而为临床的诊断和研究提供可靠的证据和信息。

由于人体解剖结构的复杂性、多样性和密度差异性，一般的数字图像分割方法并不能十分有效地运用到医学影像分割当中。因此，在对医学影像进行分割时需要结合医学影像的成像理论和实际情况设计出一系列对医学影像行之有效的分割算法。

众所周知，医学影像是通过医学影像设备的接收装置获取来的，在图像传输期间也必然经过多种处理，如检波、滤噪、图像重建等。其中，噪声、场偏移效应、部分容积效应、运动模糊以及其他伪影的影响，就必然会给医学影像带来模糊性和不确定性等缺点，也会给医学影像分割带来麻烦。再者，医学影像设备种类较多，也为医学影像带来多样性和差异性以及不规则性。这些影响必然会使医学影像分割技术难以找到通用、统一的理论和方法。

经过许多研究人员的多年努力，已经提出多种医学影像分割算法，但至今仍未圆满解决问题，因此在医学影像分割的研究领域中呈现百家争鸣之态势，各种高级的分割算法被引入到医学影像分割技术中。在这些算法中，有的偏重于对灰度分布的研究，有的针对图像特点进行研究，也有的针对解剖结构进行研究，更多的从智能化角度优化分割算法，以达到在进行医学影像分割过程中的高精度化、高智能化的程度，提高医学影像分割技术的层次和水平，极大地改善医学影像的分割效果。

（二）阈值分割

在讨论 CT 骨骼影像的阈值分割技术之前，先讨论一下广义上数字图像处理技术中的阈值分割，进而将理论和算法引申到 CT 影像中的骨骼阈值分割中。

影像中，我们感兴趣的那一部分被称为目标，目标以外的部分被称为背景。阈值的原本定义是指一个领域或一个系统的临界值，在图像分割指的是用于区分目标和背景的灰度值。

阈值分割就是指利用图像形成的灰度直方图统计信息，获得用于分割图像的阈值，再用一个或几个阈值将图像灰度级分为几个部分，达到分割图像的目的。

阈值分割算法主要有两个步骤：一是确定需要分割的阈值；二是将分割阈值与每个像素值进行比较以划分像素范围，按阈值的个数可分为单阈值分割法和多阈值分割法。

在这种算法中确定一个最优化的阈值是分割成功与否的关键问题，现有的大部分算法均集中在优化阈值的研究上。

阈值分割的优点是算法比较简单易行，而且总能用封闭后连通的边界定义不交叠的各个区域，所以该方法特别适用于目标和背景占据不同灰度级范围的图像，故可以对不同灰度值或其他特性相差很大的区域进行有效的分割。

当然，阈值分割也必然存在缺点：阈值分割仅仅考虑灰度信息，不考虑空间信息，对于图像中灰度范围差异不明显或灰度值范围有较大重叠的情况难以形成较好的效果，并且对噪声还特别敏感。针对阈值分割的上述缺点，我们在实际应用中常采用与其他算法结合的方式来改善分割效果。

阈值分割通常作为医学影像处理的预处理使用，是以后的进一步医学影像处理的前提步骤，所使用的算法是建立在不同的目标和背景的像素在灰度值上存在差异的基础上，而这一特性正好适用于 CT 影像中骨骼与其他组织间的灰度值差异。

（三）CT 影像

为了能进一步分析 CT 骨骼影像的分割算法，这里研究一下 CT 影像的有关特点，以便能从多种算法中选择适用于分割医学影像的算法对 CT 影像中骨骼成分进行较好的分割。

CT 影像是 CT 设备通过对 X 线衰减系数进行计算获得的，所以 CT 影像与其他数字图像一样，是由像素按矩阵排列的方式构成的人体解剖结构的二维断层影像，影像中的每个像素是人体相应组织或器官体素的 X 线吸收系数的二维表达，如图 4-1 所示。

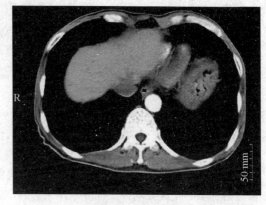

图 4-1　CT 影像

由于 CT 具有较高的密度分辨力，其 X 线吸收系数的测定精确度可达 0.1%～0.5%。于是，在 CT 影像中一般采用 CT 值这个概念来描述每个像素的密度分辨力。CT 值是由 X 线衰减系数推算而来，单位是 HU（Hounsfield unit）。CT 影像是根据 CT 值的大小和变化在相应的位置上表达成影像的灰度变化，用以进行影像显示和处理。

一般情况下，我们将水的 CT 值定义为 0 HU，致密骨的 CT 值定义为 +1000HU，空气的 CT 值定义为 −1000HU，其他组织的 CT 值介于 −1000～+1000HU 之间。大部分液体的 CT 值在 −10～+10HU 之间，气体的 CT 值多低于 −300HU，软组织的 CT 值在 0～60HU 之间，脂肪的 CT 值在 −100～−50HU 之间，脑急性出血的 CT 值为 60～80HU，而钙化和骨骼组织的 CT 值一般都超过 300HU。

上述关于 CT 值的描述只是一般规则，随着使用的 CT 或处理设备不同，CT 值概念的定义和设置也有所不同，可以视情况而定。

通过对 CT 值的了解，我们便知道在 CT 影像中骨骼的 CT 值与其他组织的 CT 值相差较大，而反映到 CT 影像文件上时就会在同等的窗宽、窗位的条件下，灰度值的差异也很大，因而可以在骨骼组织和其他组织间选择合适的阈值，使用阈值分割算法对 CT 影像中骨骼组织的区域进行相应分割，从而达到理想的分割效果。而采用的分割方法是基于阈值的图像分割算法，它是一种直接检测区域信息的分割方法。

（四）算法设计

CT 医学影像中必然包括目标、背景和噪声，每一个像素用灰度值（或 CT 值）表示，如何从多个灰度级的 CT 影像中分割出骨骼影像呢？

我们可以设定某一个阈值 T，用阈值 T 将 CT 影像根据灰度值（或 CT 值）分成两部分，即大于阈值 T 的像素组和小于阈值 T 的像素组。平面矩阵图像通常用二元函数表示，设输入图像为 $f(x, y)$，输出图像为 $g(x, y)$，则其关系用式（4-1）或式（4-2）表示为

$$g(x,y) = \begin{cases} 1, & f(x,y) > T \\ 0, & f(x,y) \leqslant T \end{cases} \tag{4-1}$$

或

$$g(x,y) = \begin{cases} 1, & f(x,y) < T \\ 0, & f(x,y) \geqslant T \end{cases} \tag{4-2}$$

即 CT 影像的单阈值（二值）分割。

这里的关键问题就在于如何求出这个合适的阈值 T，并用这个阈值 T 将图像 $f(x,y)$ 分割成骨骼影像和其他影像信息两部分呢？理想的分割结果如下：在阈值 T 的界定下，属于骨骼影像将按原灰度值（或 CT 值）输出，而不属于骨骼影像将被设置为有别于骨骼影像的某一种相同灰度值输出即可，但由于算法的局限性，并不能保证骨骼影像不失真。所以，根据 CT 影像的相关理论，将上述式（4-1）或式（4-2）转换为如下的骨骼分割式（4-3）：

$$g(x,y) = \begin{cases} 0, & f(x,y) < T \\ f(x,y), & f(x,y) \geqslant T \end{cases} \tag{4-3}$$

通过对 CT 影像中组织的灰度值（或 CT 值）的分析和研究，可以用如下步骤建立 CT 影像的骨骼阈值分割：

第一步，输入 CT 影像；

第二步，遍历 CT 影像中所有像素，并进行直方图分析；

第三步，通过直方图和相关算法，选取阈值 T 的值；

第四步，对 CT 影像进行分割，骨骼影像保持不变，其他影像部分转化为背景色；

第五步，完成分割，保存分割结果。

关于医学影像分割中阈值分割的算法，如 p-分位数法、双峰法、迭代法、最大熵法、矩量保持法、Ostu 法等，在本书配套的理论教材上已经有详细的介绍，这里就不再赘述。

（五）算法实现

在所有的阈值分割算法中，可以采用迭代阈值法对要进行处理的 CT 影像进行分割。迭代阈值法采用的是最优逼近的设计理念，利用迭代运算产生最佳阈值，利用此阈值实现图像分割。

迭代法的基本算法如下：

（1）设置初始阈值 T_1。

（2）根据阈值 T_1 将图像分割为 g_1 和 g_2 两大部分。g_1 包含所有小于等于 T_1 的像素，g_2 包含所有大于 T_1 的像素。再分别求出 g_1 和 g_2 的平均灰度值 U_1 和 U_2。

（3）计算新的阈值 $T_2 = (U_1 + U_2)/2$。

（4）若 $|T_1 - T_2| \leqslant T_0$（$T_0$ 为预先指定的很小的正数），即迭代过程中前后两次阈值很接近时，终止迭代，否则 $T_1 = T_2$，重复（2）和（3），最后 T_2 即所求阈值。

常数 T_0 设定为预先指定的很小的正数，其目的是让迭代数值可以有些微误差，以加快迭代速度；若不关心迭代速度，只关心最优阈值的话则可以设置 $T_0 = 0$。

第一次设置阈值 T_1 时，如果骨骼影像面积与背景影像面积相当，可以将初始阈值 T_1 设置为整个影像的平均灰度值；如果骨骼影像面积与背景影像面积相差较大，最好的方法是将初始阈值 T_1 设置为最大灰度与最小灰度的中间值。

用迭代阈值法对 CT 影像进行分割的 Matlab 的源代码如下：

```
I= imread ('ct.jpg');
I = rgb2gray (I);
 subplot (1, 2, 1);
 imshow (I);
title ('(a)原图');
I= double (I);
T=(min (I (:))+ max (I (:)))/2;
```

```
d= false;
i= 0;
while ~ d
 u1 = find (I< = T);
    u2= find (I> T);
    Tn=  (mean (I (u1)) + mean (I (u2))) /2;
    d= abs (Tn-T) < 1;
    T= Tn;
    i= i+ 1;
    end
I(u1)= 0;
I(u2)= 1;
subplot(1, 2, 2);
imshow(I);
title('(b)处理结果');
```

结果如图 4-2 所示。

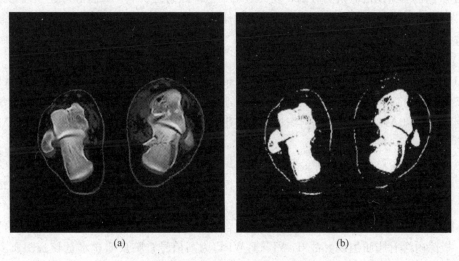

(a)　　　　　　　　　　　　(b)

图 4-2　CT 影像的迭代阈值分割
a. 原图；b. 处理结果

二、MRI 影像脑组织的分割

核磁共振现象是美国物理学家布洛赫和珀赛尔于 1946 年各自独立发现的。1976 年，第一幅人体的 MR 影像又问世，从此核磁共振成像（magnetic resonance imaging，MRI）开始被应用于临床医学检查，形成了一种对人体安全、无损伤、无辐射的医学影像检查方法。

目前用于核磁共振研究的主要是 ^{1}H、^{31}P、^{23}N 等质子，而用于人体核磁共振成像的主要是 ^{1}H 质子，因为 ^{1}H 质子在人体组织和器官内含量最高，且 ^{1}H 质子只有一个电子，建立弛豫机制比较容易。

在这种状态下，可以把人体的组织和器官假想为无数个小的体素，虽然整个人体基本都是 ^{1}H 质子成像，但人体的组织和器官的组成不同，导致每个假想的体素中 ^{1}H 质子的含量也是不同的，而且 ^{1}H 质子受周围环境的影响就会改变弛豫时间，因此含有不同组织的各个体素之间会产生弛豫

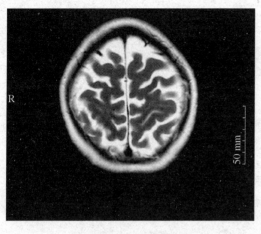

图 4-3 MRI 影像

时间的差别。利用这种弛豫时间的差别，就可以进行 MRI 成像。

MRI 成像方法如下：先在受检人体要检查的部位周围安置接收线圈并置于静磁场中，再利用核磁共振设备产生核磁共振现象。在 ^{1}H 质子弛豫过程中，弛豫的快慢决定信号的强弱，将人体中这些弛豫时间的差别用接收线圈收集并利用感应产生电信号，记录下每个体素信号的强弱变化并且数字化，将其进行空间定位，最后经过计算机的处理形成有灰度差异的核磁共振影像，如图 4-3 所示。

MRI 成像技术可以进行多方位、多参数、多序列扫描，其成像参数主要包括 T_1、T_2 和质子密度等，是不同于 X 线、CT 和超声成像仅能获得灰度对比的一种影像。在常规的检查中，MRI 设备便可分别获取同一个解剖部位或层面的 T_1WI、T_2WI 和 PdWI 等多种不同形式的影像，从而有利于显示正常和异常的组织和器官。

MRI 影像的软组织的分辨力较高，尤其对于中枢神经系统疾病，如脑肿瘤、颅内感染、脑血管病变、脑出血等的定位定性诊断极其具有优越性，所以 MRI 扫描是中枢神经系统疾病较佳的影像学检查方法。

（一）MRI 脑组织成像

MRI 脑组织成像常规采用自旋回波序列（spin echo，SE）或快速自旋回波序列（fast spin echo，FSE）形成 T_1WI 和 T_2WI。T_1WI 显示解剖结构比较清晰，而 T_2WI 显示病变比较敏感，其中水抑制成像（FLAIR）也常在脑组织检查中应用。利用上述的成像技术可以形成多种 MRI 脑组织的影像。

从解剖学的角度来看，中枢神经系统中脑组织的解剖位置相对比较固定，几乎不会受呼吸运动、肠胃蠕动、心脏大血管搏动的影响，因而中枢神经系统 MRI 影像中运动伪影较少，也无颅骨伪影干扰。

在 MRI 影像上，颅骨内板、外板、钙化因含水量和 ^{1}H 质子数很少，故 T_1WI、T_2WI 均为低信号；板障内含有脂肪组织，故 T_1WI、T_2WI 均为高信号；脑皮质含水量较脑髓质多，即皮质中氢质子数目较髓质多，故皮质的 T_1 值和 T_2 值均较髓质长，在 T_1WI 上脑皮质信号低于髓质，T_2WI 上高于髓质；而脑室和蛛网膜下隙含脑脊液，其信号均匀类似于水，T_1WI 为低信号，T_2WI 为高信号；血管内流动的血液因"流空效应"常显示无信号区，即 T_1WI，T_2WI 均呈低信号，而血流缓慢或梯度回波成像时则呈高信号。当中枢神经系统发生病变以后，脑组织的 MRI 信号将会有相应改变。例如，急性血肿 T_1WI 上高信号与脑实质相近，T_2WI 上呈低信号；亚急性期血肿 T_1WI 和 T_2WI 均呈高信号；慢性期血肿 T_1WI 呈低信号，T_2WI 呈高信号。

通过上述对脑组织的 MRI 影像进行的分析和研究可以发现：在 MRI 影像上，随着 T_1WI、T_2WI 和 PdWI 的信号不同，虽然是同一部位的脑组织结构，但不同加权像时信号分布也会有所不同，表现在 MRI 影像上即是影像的灰度值不同，形成跌宕起伏的形态，呈现出黑白灰度变化的效果。

出于临床医学研究和诊断的需要，医学影像分割必须做到速度快、精度高、轮廓线闭合性强，并且能够排除噪声和复杂背景的干扰，对于脑组织的 MRI 影像分割算法的选择应当尽量符合这些要求。

因此，我们可以借鉴数字图像分割中分水岭算法和边缘探测的算法对脑组织 MRI 影像进行分割。

（二）分水岭算法

分水岭算法又称 watershed 变换，是一种借鉴地形学和形态学、水文学理论模仿地形被水浸没过程的方法，其本质上是利用图像的区域特性来分割图像的，特别适合粘连区域的分割，因此这种算法可以满足 MRI 图像分割的要求。

快速分水岭算法是由 Luc Vincent 等人于 1991 年提出的，由于分割效果良好，在图像处理领域被广泛应用。使用此方法时，将一幅医学图像假想为一个平面地形图，将其中灰度值（或 CT 值）假设为地形的高度值，高的灰度值（或 CT 值）假想为山岭，低的灰度值（或 CT 值）假想为山谷。之所以称其为分水岭算法是因为分水岭算法的设计思路是基于积水盆地和局部极小值的概念进行图像处理的，从而找到积水盆地之间的分水线，即所谓的"分水岭"。因为水总是由地势高的地方向地势低的地方流动，直到汇集到某一处山谷，这个山谷被称为积水盆地；而水从分水岭流下时，朝不同的积水盆地流去的可能性是相等的；最终，所有水会分散在不同的积水盆地中，积水盆地之间的边界便成为分水岭，如图 4-4 所示。

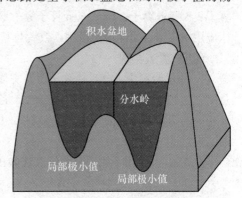

图 4-4　分水岭示意图

如果将这种分水岭算法应用于医学图像分割中，就是要在灰度图像中找出不同的积水盆地和分水岭，由这些不同的积水盆地和分水岭组成的区域即为要分割的目标。利用医学影像的其他特性当然也是可以的，只要用算法可以在医学图像中找到积水盆地和分水岭的实施方案即可。

分水岭算法的步骤如下：

设 h_{max} 和 h_{min} 是医学影像 $f(x, y)$ 的最大灰度值和最小灰度值，h 为介于 h_{min} 和 h_{max} 之间的某个灰度值，n 为影像中像素的个数；

（1）遍历影像的所有灰度值，找到整幅影像中的最大灰度值 h_{max} 和最小灰度值 h_{min}；

（2）设置 $h = h_{max}/n$；

（3）遍历影像中的所有像素的灰度值，如果当前像素灰度值小于 h，则合并所有小于 h 的像素，否则，该像素合并与它灰度值差值最小的像素。

应用其他阈值分割算法对脑组织 MRI 影像进行分割时，必然会存在阈值选择是否最优化的问题，如果阈值选择过高或过低，均会出现分割结果不理想的情况。

我们也看得出分水岭算法不是单纯的阈值分割算法，其本质是利用邻域的空间信息来分割图像的数学形态学分割算法，是边缘探测和区域生长有机融合的产物，但在某种程度上可以理解为一种可自适应的阈值分割算法，可以巧妙地避免上述这些问题，所以算法执行时能够找到目标图像连续确切的边界，而且快速分水岭算法运算速度快，可达到很好的效果，得到业内研究人员的广泛使用。

但是，分水岭算法对图像中的噪声特别敏感，导致图像中出现许多假的局部极小值，经常会出现过度分割的情况。在进行医学影像分割的实际操作中，为了抑制过度分割的情况，首先对图像进行平滑等处理，再与其他分割算法（如区域合并法、标记法）综合使用，以期为医学影像分割带来较好的效果。

（三）边缘探测

在任何医学影像中都存在目标和背景两大部分，所以在目标和背景以及目标与目标之间必然存在边缘，边缘可以定义为图像灰度不连续区域的分界。

图像中目标的边缘则是背景区域的结束和目标区域开始的标志，且边缘能勾画出目标的边界，其中蕴含目标许多有用的信息，如形状、方向等，是图像分割中重要的算法，也是图像识别和特征提取的重要属性之一。

边缘探测算法之所以适合 MRI 脑组织影像的分割，主要是因为 MRI 影像各种加权像的灰度分布情况符合边缘探测算法的执行条件，即 MRI 影像中组织和器官的边界比较明确。

基于边缘探测的分割算法就是通过计算一阶导数的极值或二阶导数的过零点来探测出邻域内灰度不连续的像素，再利用这些不连续像素探测出边界。在基于边缘探测的图像分割算法中，主要集中在对边缘探测算子的研究上，常见的算子有梯度算子、Roberts 算子、Sobel 算子、Prewitt算子、Kirsch 算子、Laplacian 算子等。不同的算子针对不同的图像，分割效果也有所不同，在临床应用中应结合实际情况运用，或者与其他算法结合使用。

（四）算法实现

1. 分水岭算法　分水岭算法所要实现的主要是找到积水盆地的边界——分水岭。常用的方法是降雨法和淹没法。算法的不同当然产生的效果也不同，在实际操作中可以选择不同的算法来验证相同的图像使用不同方法产生分割结果的优劣，只要选择的准则恰当，一般可以得到比较满意的结果。

在 Matlab 中用于实现分水岭算法的函数是 watershed 函数，其语法如下：

```
L= watershed (I)
```

式中 I 为输入图像，L 为标记矩阵，矩阵的元素为整数值 N，第一个积水盆地被标记为 1，第二个积水盆地被标记为 2，依此类推，分水岭被标记为 0。当把图像中的不同目标所在区域进行不同标记，也就实现图像分割的效果，然后输出被标记的影像即可。

将脑组织的 MRI 影像（包括 T_1WI、T_2WI 和 PdWI）假想为平面地形图是很合适的，用分水岭分割算法进行图像分割，不仅速度快，而且融合其他算法后结果更加准确，通过此算法将会得到较为满意的效果。

2. 边缘探测算法　在医学影像中常见的边缘类型有阶跃型、斜坡型、线型、屋顶型。在边缘探测过程中，我们利用数学运算中的一阶导数和二阶导数来找到目标的边缘，其一阶导数用来探测目标边缘的存在，而二阶导数的过零点用来探测边缘的中心位置，如此便可以标识图像中目标的边界，完成边缘探测和图像分割。

在 Matlab 中用于实现边缘探测算法的函数是 edge 函数，其语法如下：

```
D= edge (I, 'method')
```

式中 I 为输入图像，D 为边缘探测输出图像，method 为边缘探测的算子，如 Roberts、Sobel、Prewitt 等。

3. 代码　利用 Matlab 进行编程，具体代码如下：

```
% 分水岭算法
I= imread('mri.jpg');
I= rgb2gray(I);
subplot(2, 2, 1);
imshow(I);
title('(a) 原图');
```

```
I= double (I);
hv= fspecial ('prewitt');
hh= hv.'
    hh =
        1    0    - 1
        1    0    - 1
        1    0    - 1
gv= abs(imfilter (I, hv, 'replicate'));
gh= abs(imfilter (I, hh, 'replicate'));
g= sqrt(gv.^2+ gh.^2);
subplot(2, 2, 2);
L= watershed (g);
wr= L= = 0;
imshow(wr);
title ('(b) 分水岭');
I (wr) = 255;
subplot (2, 2, 3);
imshow (uint8 (I));
title ('(c) 分割结果');
subplot(2, 2, 4);
imshow(rm);
rm= imregionalmin (g);
subplot(2, 2, 4);
imshow(rm);
title ('(d) 局部极小值');

% 边缘探测算法
I= imread('mri.jpg');
I= rgb2gray(I);
figure;
subplot(2, 3, 1);
imshow(I);
title('(a) 原始图像');
I1= im2bw (I);
subplot (2, 3, 2);
imshow(I1);
title('(b) 二值图像');
I2= edge (I, 'roberts');
subplot(2, 3, 3);
imshow(I2);
title('(c) roberts 算子分割');
I3= edge (I, 'sobel');
subplot (2, 3, 4);
```

```
imshow (I3);
title('(d) sobel算子分割');
I4= edge(I, 'Prewitt');
subplot (2, 3, 5);
imshow (I4);
title('(e) Prewitt算子分割');
subplot (2, 3, 6);
imhist(I);
title('(f) 直方图');
```

结果如图 4-5 和图 4-6 所示。

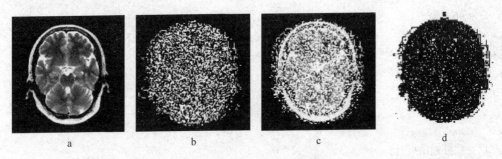

图 4-5　分水岭算法分割结果

a. 原图；b. 分水岭；c. 分割结果；d. 局部极小值

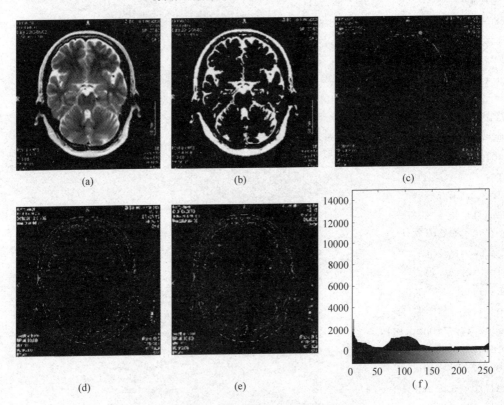

图 4-6　边缘检测算子分割结果

a. 原始图像；b. 二值图像；c. Roberts 算子分割；d. Sobel 算子分割；e. Prewitt 算子分割；f. 直方图

三、分割算法的评价

对于各种算法的探讨和研究均可以用 Matlab 或 C++的代码来实现，得到分割后的结果不难看出：采用各种医学影像分割算法，其分割结果皆会有不同程度的差异。这是因为无论采用什么形式的影像分割算法对医学影像进行分割，也无论什么格式的医学图像，其分割结果都会有信息的丢失，可能产生过度分割或分割不足的情况，给以后的进一步图像处理和识别带来影响。

在这一点上，数字图像分割无论如何都是无法与人工分割的效果相比的，但是人工分割的方法费时费力。因此，采用任何一种方法都有优缺点，应该按照实际情况进行图像分割的处理和评价。

医学图像分割算法的好坏直接关系到临床应用的准确性和可靠性，一旦算法不准确或不可靠，分割出来的结果会有误差，便可能导致严重后果。因此，在研究医学影像分割算法时，需要对医学影像的分割算法进行有效和合理的评价。通过评价可以分析各种分割算法在不同分割任务中能达到的效果，有助于选取合适的算法。分割评价不仅可以提高现有分割算法的性能，同时也为研究新的医学影像分割算法提供理论和技术支持。

但是，由于医学影像的多样性、复杂性等原因，医学影像分割评价至今还未找到合适的分割评价标准。目前，医学影像分割算法评价的一般做法是采用"差异实验法"，即将计算机产生的分割结果与正确的分割结果进行比较，以判定计算机产生的分割结果是否接近真实分割结果。

对医学影像分割算法评价的研究尚处于一个不断发展和进步的阶段，对其深入研究将推动影像分割技术的进一步发展，也是未来医学影像分割研究中一个重要课题。

实验七　　MRI 颅脑影像的分割

（一）实验目的

1. 了解 Matlab 在医学影像分割中的应用；

2. 熟悉利用 Matlab 通过各种常见影像分割算法对 MRI 颅脑影像进行分割，以达到预期效果，并对结果进行分析和总结。

（二）实验设备

微机、Matlab 6.5 开发环境、MRI 颅脑影像文件（MRI. dcm）。

（三）实验内容

1. 应用 Matlab 进行医学影像的显示；

2. 用迭代法、分水岭算法、区域增长法对 MRI 颅脑影像进行分割处理。

（四）实验原理

1. 迭代阈值法　采用最优逼近的思想，利用迭代过程产生一个最佳阈值，实现影像分割。迭代法的基本算法如下：

（1）选择一个初始阈值 T_1。

（2）根据阈值 T_1 将图像分割为 G_1 和 G_2 两部分。G_1 包含所有小于等于 T_1 的像素，G_2 包含所有大于 T_1 的像素。分别求出 G_1 和 G_2 的平均灰度值 U_1 和 U_2。

（3）计算新的阈值 $T_2 = (U_1 + U_2)/2$。

（4）若 $|T_1 - T_2| \leqslant T_0$（$T_0$ 为预先指定的很小的正数），即迭代过程中前后两次阈值很接近时，终止迭代，否则 $T_1 = T_2$，重复（2）和（3），最后 T_2 即所求阈值。

设定常数 T_0 为预先指定的很小的正数的目的是加快迭代速度，若不关心迭代速度，则可以设置 $T_0=0$。

2. 分水岭算法　分水岭算法又称为 watershed 变换，是一种借鉴地理学和形态学理论模仿地形图用水浸没过程的方法，其本质上是利用图像的区域特性来分割图像的，同时这种算法可以满足医学影像分割的要求。分水岭算法的步骤如下：

（1）设 h_{max} 和 h_{min} 是医学影像 I 的最大灰度值和最小灰度值，h 为介于 h_{min} 和 h_{max} 之间的某个灰度值，n 为图像中像素的个数。遍历图像的所有灰度值，找到整幅图像中的最大灰度值 h_{max} 和最小灰度值 h_{min}；

（2）设置 $h=h_{max}/n$；

（3）遍历图像中的所有像素的灰度值，如果当前像素灰度值小于 h，则合并所有小于 h 的像素，否则，该像素合并与它灰度值差值最小的像素。

3. 区域生长法　该算法的基本思路是将具有相似性质的像素结合起来构成区域。相邻与相似性准则是区域生长执行的前提条件，在像素点相邻的情况下种子像素才可以继续向外扩散，在像素之间存在相似性时才可以形成分割区域，其中影响算法性能的因素有种子集合的选择、生长准则和停止条件，具体步骤如下：

（1）选择或确定一组能正确代表目标区域的种子像素为起始；

（2）按照生长准则将符合条件的相邻像素包含进来进行生长；

（3）根据生长过程停止的条件或规则判断生长是否结束。如果符合停止条件，则停止生长，否则返回步骤（2）继续生长。

4. 边缘探测分割法　在边缘探测过程中，利用数学运算中的一阶导数和二阶导数来找到目标的边缘，其一阶导数用来探测目标边缘的存在，而二阶导数的过零点用来探测边缘的中心位置，如此便可以标识图像中目标的边界，完成边缘探测和图像分割。

（五）实验步骤

1. 启动 Matlab 开发平台　常用的启动方法有两种：一是"开始"→"所有程序"→"Matlab"→"Matlab 6.5"；二是"桌面"→"Matlab 6.5"快捷方式；

2. 找到 Matlab 6.5 的安装路径（如 C：\ Program Files \ Matlab）；

3. 将要进行医学影像处理的医学影像拷贝到 work 文件夹或 toolbox \ images \ imdemos 文件夹下；

4. 利用 Matlab 中的影像分割算法进行医学影像处理的编程（注意 Matlab 代码的书写规则和规范）；

5. 输入代码完毕后，调试和运行程序，如果代码运行无误，观察影像的变化并保存所得的图像；

6. 整理、保存所得处理后的图像，对实验结果进行分析。

（六）实验结果和分析

实验完成后，查看得到的图像分割结果，认真比较原图和分割后的图像，对图像分割的结果进行分析和评价。

（七）思考题

1. 如何评价医学影像分割后的效果的优劣？

2. Matlab 中进行医学影像分割的函数有哪些？

3. 研究一下图像分割算法的不同之处。

(八) 参考程序

第一步：将 MRI. dcm 文件转换格式保存为 . JPG 格式，代码如下：

```
I= dicomread('mri.dcm');
Imshow (I, 'DisplayRange', []);
```

第二步：在弹出的图像显示框 figure 中单击"保存"按钮，将图像转化为 . JPG 格式，文件名为 mri，保存于 work 文件夹下；

第三步：进入 Command Window 窗口，输入如下代码：

```
% 迭代阈值法
I= imread ('mri.jpg');
I= rgb2gray (I);
subplot (1, 2, 1);
imshow (I);
title('(a) 原图');
I= double (I);
T=  (min (I (:)) + max (I(:)))/2;
d= false;
i= 0;
while ~ d
u1= find (I< = T);
u2= find (I> T);
Tn= (mean (I (u1)) + mean(I(u2)))/2;
d= abs (Tn-T) < 1;
T= Tn;
i= i+ 1;
end
I (u1) = 0;
I (u2) = 1;
subplot (1, 2, 2);
imshow (I);
title('(b) 处理结果');

% 分水岭法
I= imread('mri.jpg');
I= rgb2gray (I);
subplot (2, 2, 1);
imshow (I);
title('(a) 原图');
I= double (I);
hv= fspecial ('prewitt');
hh= hv. '
hh =
```

```
            1      0     - 1
            1      0     - 1
            1      0     - 1
gv= abs (imfilter (I, hv, 'replicate'));
gh= abs (imfilter (I, hh, 'replicate'));
g= sqrt (gv. ^2+ gh. ^2);
subplot (2, 2, 2);
L= watershed (g);
wr= L= = 0;
imshow (wr);
title('(b) 分水岭');
I (wr)= 255;
subplot (2, 2, 3);
imshow (uint8 (I));
title('(c) 分割结果');
subplot (2, 2, 4);
imshow (rm);
rm= imregionalmin (g);
subplot (2, 2, 4);
imshow (rm);
title('(d) 局部极小值');

% 区域生长法
I= imread ('mri.jpg');
I= rgb2gray (I);
subplot (1, 2, 1);
imshow (I);
title('(a) 原图');
seedx= [256, 128, 480]; % 种子点坐标根据实际需要设置
seedy= [128, 256, 384];
hold on
plot (seedx , seedy, 'gs', 'linewidth', 1);
title('(a) 原始图像及种子质量');
I= double (I);
markerim= I= = I (seedy (1), seedx (1));
for i= 2: length (seedx)
markerim= markerim| (I= = I (seedy (i), seedx (i)));
end
thresh= [15, 10, 15];
maskim= zeros (size (I));
for i= 1: length (seedx)
g= abs (I-I (seedy (i), seedx (i))) < = thresh (i);
maskim= maskim| g;
```

```
end
[g, nr] = bwlabel (imreconstruct (markerim, maskim), 8);
g= mat2gray (g);
subplot (1, 2, 2);
imshow (g);
title('(b) 三个种子点区域生长结果');

% 边缘探测算法
I= imread ('mri.jpg');
I= rgb2gray (I);
figure;
subplot (2, 3, 1);
imshow (I);
title('(a) 原始图像');
I1= im2bw (I);
subplot (2, 3, 2);
imshow (I1);
title('(b) 二值图像');
I2= edge (I1, 'roberts');
subplot (2, 3, 3);
imshow (I2);
title('(c) roberts算子分割');
I3= edge(I1,'sobel');
subplot(2,3,4);
imshow(I3);
title('(d) sobel算子分割');
I4= edge(I1,'Prewitt');
subplot(2,3,5);
imshow(I4);
```

第2节 微观影像分割

一、微观影像简介

人的肉眼能够分辨直径大于0.1mm以上的物体，小于该尺度的物体理论上均属于微观层次的物体。通常，将视觉上所不能直接观察到的微小物体统称为"微观"物体，在医学上所说的微观物体要比这个尺寸小得多，通常是指只有几微米或几纳米的分子、细胞、微生物等，而反映医学上微观物体的形态、结构和功能的图像被称为微观影像。

在探讨和研究微观影像之前，先讨论一下关于医学上微观显示的主要对象——微生物、超微物体的概念和理论。

(一) 微生物医学

微生物 (microorganism) 是指生存于自然界中的一种形态微小、结构简单、肉眼看不见，必需借助于光学显微镜、电学显微镜或分子影像学的方法将其放大几百倍、几千倍乃至几万倍才能看到的微小生物的总称。

微生物学则是在分子、细胞水平上研究各类微生物的形态、结构、生长、繁殖、生理代谢、遗传变异、生态分布和分类进化等生命活动的基本规律，并将其应用于医学、卫生和生物工程等领域的一门科学。

正常情况下，人体内部组织和器官中便有多种微生物存在，并且起到维持正常人体生理环境和抵抗外界病原微生物入侵的作用。但是，其中也有一些微生物却具有致病的作用，可以感染人体而引发疾病，造成人体的疾病状态，进而影响人的健康。从微观的角度讲，人体是由各种细胞组成的，并且细胞的正常和异常直接或间接影响人体的成长、发育以及健康和疾病。存在于人体的微生物的发展变化情况又会直接或间接影响细胞的状况，于是它们之间形成密不可分的相互依赖、相互影响的关系。

临床医学上研究的微生物主要是指那些可以导致人体发生疾病或反应的病原微生物，如细菌（肺炎链球菌、大肠杆菌）、真菌（酵母菌、霉菌）、病毒（球状病毒、冠状病毒、丝状病毒）、支原体、衣原体、螺旋体等。所以，能够分析微生物的发展变化情况为疾病诊断和治疗提供证据在医学领域就显得尤为重要，也成为现代临床医学发展的一个重要分支——微生物医学。

随着各种新技术的建立、发展和改进，微生物医学也得到极为迅速的发展，并且取得巨大成就。于是，以研究微生物形态和超微结构为主要方向的微观图像学也就应运而生。

在临床检查中，微生物检查是对造成疾病感染的微生物等进行可靠和准确的检查，以确定微生物感染的发生机制和性质，为疾病的诊断提供证据和治疗方案，并采取有效的预防措施，防止微生物感染传播。检查方法中最常用的一种就是显微镜检查。

利用光学显微镜或电学显微镜对微生物进行观察与识别在医学领域得到广泛发展。但是，光学显微镜在形成微观图像方面存在一定欠缺，因此形成微观图像的基本都是电学显微镜，因为电学显微镜用电子流代替可见光，以电磁圈代替放大镜，可以分辨 1nm 的物质，不仅可以看清微生物的形态和大小，还可以分析微生物的超微结构，于是可以获取微生物的图像建立微观影像。还有一种检查方式是利用分子生物学技术探讨微生物的结构和功能的生物医学检查。

生物医学是利用临床医学、医学生物学和工程学的理论和方法而形成的边缘交叉学科，借助电子信息技术研究和解决医学中的有关问题，尤其是对微生物的生物学特性及其活动规律进行探查分析，以提高医学诊断和治疗的层次和水平，从而为预防和治疗疾病做出贡献，是当今社会关系到人类健康发展和未来走向的重要领域。随着近年来生物医学领域先进的成像技术的迅速发展，微观医学也逐渐成为疾病诊断的重要方式，如血常规检查、人体活组织病理检查、免疫学检查、染色体检查以及其他类型的微观形式的检查（图 4-7）。

生物医学上可以产生的医学图像种类很多，在这里我们要进行分析和处理的是由微观医学手段形成的微观图像。

（二）分子影像学（molecular imaging）

传统的医学影像学显示的是人体的器官和组织结构正常和病变状态下的解剖和生理、病理变化，部分解决了如何探测人体内部信息和功能的问题，但是，随着生物医学和组织病理学的迅速发展，如

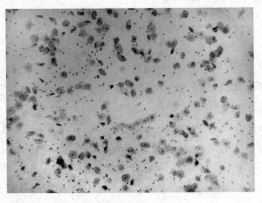

图 4-7　微观影像

何在微观水平上研究细胞、生物大分子和基因的状态、活动，并从分子水平、细胞水平研究疾病发生、发展机制，探讨诊断和治疗疾病的有效方法，已经成为医学影像学、生物医学和临床医学研究的重点，是 21 世纪生命科学的重要研究方向。

分子影像学就是在这种历史使命下和先进的生物成像技术进步的基础上产生和发展起来的。所谓分子影像学是将人体内特定分子作为成像的信息源，运用现有的医学影像学的手段对人体内部生理或病理过程的变化在分子水平上进行无损伤的、实时的成像，观察和显示组织分子水平、细胞和亚细胞水平的活动和代谢情况的一门学科。

分子影像学的优点是不仅可以提高临床诊断疾病的水平，更重要的是有望在分子、细胞水平发现疾病，真正收到早期诊断早期治疗的效果。它能使影像医学从对传统的解剖、生理、病理功能的研究深入到分子水平成像，去探索疾病在微观水平上的变化，将对新医疗模式的形成和人类健康有着深远的影响。同时，作为无创可视化成像技术，分子影像在本质上反映了分子调控的改变所引发的生物体生理在分子水平上和整体功能上的变化。

同传统的影像学相比，分子影像学的最大优势在于能动态观察活体分子水平的代谢及运动机制，反映活体状态下分子水平变化，为生物学行为在影像方面进行定性和定量的研究提供有效的方法。

分子影像学由生物医学技术和现代医学影像学结合而产生，是医学影像学的最新的技术和最重要的研究方向，被誉为"21 世纪的医学影像学"。

（三）微观影像

我们将微观影像定义为利用微生物显微学、生物医学和分子影像学的设备获取的用于显示微观世界或分子水平的生物学活动情况的所有图像的总称，主要用于临床医学的诊断和治疗。

如今，在业界对微生物显微学、生物医学、分子影像学之间的界限定义比较模糊，主要原因是其理论之间互相交叉、互相影响，也没有必要彻底分清其界限，给它们下一个确切的定义，在这里主要探讨的是它们所形成的微观影像。

微观影像的形成必然经过许多步骤，其成像过程涉及许多关于数学、电工电子、计算机方面的知识，在这里不能详细介绍，只简单扼要地讲述一下显微镜方式和分子影像学方式形成微观图像的过程。

显微镜方式是利用显微的方式（这里是指电学显微镜）对微观下微生物的形态和结构等信息进行获取，然后利用计算机形成其微观图像，并对微观图像进行处理和分析，获得与疾病和医学相关的信息。

分子影像学方式则着眼于生物组织细胞或分子水平的生理和病理变化，将遗传基因信息、生物化学与新的分子影像探针进行综合，由精密的成像技术来探测以获得微观图像，再通过一系列的图像后处理技术达到显示活体组织在分子和细胞水平上的生物学过程的目的。

其实，无论用什么成像方式获取和形成微观图像，以后的步骤必然经过计算机存储并形成图像文件，然后用我们可以理解和肉眼可以识别的方式显示出来。这里所说的显示包括两种方式，即以图像的形式显示和以数据的形式显示，而医学图像处理技术在此时将会发挥进一步的作用，为临床诊断和治疗提供准确、可靠的数据。

例如，将红细胞图像经过亮度调整、去噪、图像分割等处理后，通过图像处理和分析技术识别出微观图像中细胞的类型，并自动检测出各类细胞的个数和大小，从而实现更复杂的医学图像处理和识别。

随着科学技术的飞速发展，医学新技术的进步为微观影像技术的快速发展提供了有利条件，许多微观影像新技术也会继续出现，微观影像将在临床应用中占有越来越重要的地位，并为人类健康做出更大贡献。

二、细胞影像分割

（一）细胞影像

细胞影像往往是通过光学显微镜影像数字化或电学显微镜获取而来的，主要用于显示光学或电学显微镜下所能观察到的细胞或超微结构的相关信息，以便用于疾病诊断、治疗和预防。

一张细胞影像内所包含的信息往往有背景、噪声和目标——各类细胞，在过滤噪声后，目标和背景之间的对比度比较大，即灰度差异大。

当目标与背景之间具有较高的灰度值差异时，在细胞影像的灰度直方图中就会具有明显的双峰特性，此时可直接从灰度直方图的波谷处选取一个合适的阈值，也可以根据某个准则自动计算出阈值，利用该阈值便可以成功地分割出细胞图像。

如图 4-8a 所示，细胞影像中细胞与背景之间具有明显的灰度差异，灰度直方图表现出双峰性质，左侧的波峰对应影像中灰度值较低的目标，即细胞；右侧的波峰对应灰度值较高的背景，双峰之间的波谷对应目标与背景之间的分界。当选择双峰之间的最低点对应的灰度值作为阈值时，便可以很好地将目标从背景中分离出来，如图 4-8b 所示是分割出来的结果。

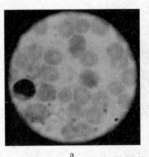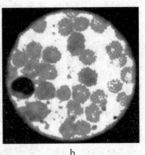

a   b

图 4-8　细胞影像与阈值分割

a. 原图；b. 分割结果

在细胞影像分割中，采用的算法依然是阈值分割，用于阈值分割的算法很多，如 p-分位数法、迭代阈值法、最优阈值法、最大熵法、Otsu 阈值法等。下面仅以血液样本显微图像中红细胞的分割为例，通过图像处理和分析技术，分割出血液中的红细胞。

通过对图 4-8 的分析可以知道，要得到预期的分割效果，必须先对红细胞图像进行一些预处理操作，主要包括亮度调节和去噪声处理，以增强和平滑图像，因为原始的红细胞图像的亮度不一定适合进行图像分割。这不是必要步骤，具体操作应视情况而定；然后要进行的便是对红细胞图像分割。

在实际临床应用中，需要选择多种算法对红细胞图像进行分割，比较一下这些算法的优劣势，以优化算法选择最佳阈值，以求达到较好的分割效果。

具体步骤如下：

（1）读取细胞图像：本步骤主要包括两个操作，一是查看图像格式，二是读取图像文件，在相关程序或软件中显示出原始图像。

（2）对图像过滤和去除噪声：为了提高以后图像处理的效果，我们首先采用滤波算法去除图像中的噪声，然后再利用相关算法提高图像的亮度。

（3）利用算法进行图像分割（这里采用的是 Otsu 法），得到分割结果。图像分割的算法较多，不能全部介绍，在这里采用的是 Otsu 法，即类间方差阈值法对图像进行分割。

（二）Otsu 法

Otsu 法是利用统计学中的方差运算来度量图像的灰度分布均匀性情况从而进行分割的一种阈值分割方法。该方法在一定条件下不受图像对比度与亮度变化的影响，被认为是阈值化中常用的自动确定阈值的有效方法之一。

Otsu 法获得最佳阈值的准则有两个：一种是使阈值分割后各个像素类的类内方差最小；另一种是使得阈值分割后的像素类的类间方差最大。这种确定阈值的算法又称最大类间方差阈值法，也叫大津阈值法，是 1980 年由日本的学者大津展之提出，在图像分割中可以得到较好的效果。

实际上，这两种准则的效果是等价的，因为类间方差与类内方差之和即为整幅图像的方差，是一个常数。

Otsu 法本质上属于单阈值的图像分割方法，即只能将图像分为两类，将直方图在某一阈值处分割成两组，一组对应于背景，一组对应于目标。当被分成的两组物体组间方差最大或组内方差最小时，得到最佳分割阈值。通过 Otsu 法选取出来的阈值非常合理，在各种情况下的表现都较为良好，可以说是很稳定的分割方法。

但是，当图像中目标与背景的大小比例很小时该方法可能会失效，而且在利用该方法求得最佳阈值的过程中，Otsu 法要求用穷举法对每一个灰度级都进行至少一次的类间方差计算，这会增加很多的运算量。尽管如此，Otsu 法仍不失为一种性能优良的自动阈值分割方法，在图像分割领域中得到极为广泛的应用。

（三）算法设计

设图像总像素数为 n，灰度级总数为 h，灰度值为 i 的像素数为 n_i。

设 $\omega(k)$ 和 $\mu(k)$ 分别表示从灰度级 0 到灰度级 k 的像素的出现概率和平均灰度，分别表示为：

$$\omega(k) = \sum_{i=0}^{k} \frac{n_i}{n} \tag{4-4}$$

$$\mu(k) = \sum_{i=0}^{k} \frac{i^* n_i}{n} \tag{4-5}$$

由式（4-4）可知，所有像素的总概率为 1，即 100%，图像的平均灰度为 $\mu_T = \mu(h-1)$。

设有 $m-1$ 个阈值（$0 \leqslant t_1 < t_2 < \cdots < t_{m-1} \leqslant h-1$），将图像分成 m 个像素类 C_j（$C_j \in [t_{j-1}+1, \cdots, t_j]$；$j=1, 2, \cdots, m$；$t_0=0, t_m=h-1$），则 C_j 的出现概率为 ω_j、平均灰度 μ_j 和方差 σ_j^2 为：

$$\omega_j = \omega(t_j) - \omega(t_{j-1}) \tag{4-6}$$

$$\mu_j = \frac{\mu(t_j) - \mu(t_{j-1})}{\omega(t_j) - \omega(t_{j-1})} \tag{4-7}$$

$$\sigma_j^2 = \sum_{i=t_{j-1}+1}^{t_j} (i-\mu_j)^2 \frac{\omega(i)}{\omega_j} \tag{4-8}$$

由此可得类内方差为：

$$\sigma_\omega^2 = \sum_{j=1}^{m} \omega_j^* \sigma_j^2 \tag{4-9}$$

各类的类间方差为：

$$\sigma_B^2 = \sum_{j=1}^{m} \omega_j^* (\mu_j - \mu_T)^2 \tag{4-10}$$

将使式（4-9）最小或使式（4-10）最大的阈值组（t_1，t_2，⋯，t_{m-1}）作为 m 阈值化的最佳阈值组。若取 m 为 2，即分割成 2 类，就是单阈值分割算法，则可用上述方法求出图像分割的最佳阈值。

（四）算法实现

在这里我们采用单阈值分割算法中直方图阈值分割法对细胞图像实现简单的分割操作，在后面的实验中，我们将采用上面介绍的 Otsu 法来实现分割。

直方图阈值分割法的设计思路很简单，先通过遍历图像中所有像素的灰度值得到图像的灰度值直方图分布情况，然后根据直方图上灰度值的分布情况，选择一个合适的阈值，将图像分割成目标和背景两部分，从而实现对图像的分割。该算法计算量小，对于只有目标和背景的图像分割效果鲜明，但是如果确定的阈值不准确，这个算法就会变得费时费力，所以在进行分割时一定要通过直方图确定好比较适合的阈值。例如，在红细胞图像中找到灰度直方图的最低波谷处的灰度值作为分割阈值，实现红细胞图像分割。

用直方图阈值分割法对细胞影像进行分割的 Matlab 的源代码如下：

```
I= imread('cell.jpg');
I= rgb2gray (I);
figure;
subplot (1, 3, 1);
imshow (I);
title('(a)原图');
subplot (1, 3, 2);
imhist (I);
title('(b)直方图');
  [m, n] = size (I);
for i = 1: m
    for j= 1: n
    if I (i, j) > 160 % 阈值根据实际情况设置
    I (i, j) = 255;
    end
    end
    end
subplot (1, 2, 2);
imshow (I);
title (' (c) 分割结果');
```

结果如图 4-9 所示。

医学影像分割技术一般都是作为医学影像高级处理技术的预处理步骤，是进行医学影像三维重建、模式识别、图像理解的重要前提，常用的分割技术主要分为如下几大类：基于阈值的图像分割（p-分位数法、双峰法、迭代法、最大熵法、矩量保持法、Otsu 法等）、基于边缘探测的图像分割（梯度算子、Sobel 算子、Kirsch 算子、Laplacian 算子等）、基于区域的图形分割（区域生长法、区域分裂合并法）和基于模式识别的图像分割（K 近邻分割法、最小误差阈值法、K 均值聚类法等）等。每一类分割技术又有许多种算法，呈现百家争鸣之态势，并且每种算法都有适合的

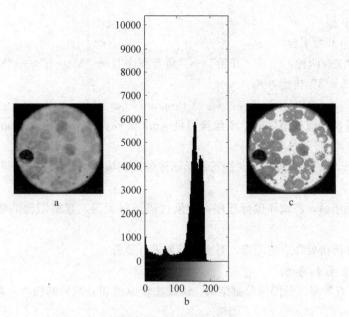

图 4-9 直方图阈值分割效果

a. 原图；b. 直方图；c. 分割结果

领域，也各有优缺点。在临床实际应用中，要根据不同的情况和实际需要有选择、有目的地使用合适的算法。

无论采用什么分割算法，也无论是宏观医学影像还是微观医学影像，医学图像分割的主要目的是要尽量让分割结果准确、真实，可以提供精确的数据和逼真的图像，同时也为临床医学的诊断、治疗和预防提供可靠依据和详细材料。

实验八 细胞影像分割

（一）实验目的

1. 了解 Matlab 在微观图像分割中的应用；

2. 熟悉利用 Matlab 通过简单的图像分割算法对微观影像进行分割，以达到分割效果，并对结果进行分析和总结。

（二）实验设备

微机、Matlab 6.5 开发环境、微观细胞影像文件（cell. jpg）。

（三）实验内容

1. 应用 Matlab 进行医学图像的显示；

2. 选用合适的算法对微观细胞影像进行分割处理。

（四）实验原理

Otsu 法是利用方差运算来度量图像的灰度分布均匀性从而进行分割的一种阈值分割方法。该方法在一定条件下不受图像对比度与亮度变化的影响，被认为是阈值化中常用的自动确定阈值的有效方法之一。

Otsu 法本质上属于单阈值的图像分割方法，即只能将图像分为两类，将直方图在某一阈值处分割成两组，一组对应于背景，一组对应于目标。当被分成的两组物体组间方差最大或组内方差最小时，得到最佳分割阈值。其算法设计见前述理论。

（五）实验步骤

1. 启动 Matlab 开发平台。

常用的启动方法有两种，一是"开始"→"所有程序"→"Matlab"→"Matlab 6.5"；二是"桌面"→"Matlab 6.5"快捷方式。

2. 找到 Matlab 6.5 的安装路径（如 C：\ Program Files \ Matlab）。

3. 将要进行医学图像处理的医学图像拷贝到 work 文件夹或 toolbox \ images \ imdemos 文件夹下。

4. 利用 Matlab 中的图像分割算法进行医学图像处理的编程（注意 Matlab 代码的书写规则和规范）。

5. 输入代码完毕后，调试和运行程序，如果代码运行无误，观察图像的变化并保存所得的图像。

6. 整理、保存所得处理后的图像，对实验结果进行分析。

（六）实验结果和分析

实验完成后，查看得到的图像分割结果，认真比较原图和分割后的图像，对图像分割的结果进行分析和评价。

（七）思考题

1. 如何评价微观影像分割后效果的优劣？

2. 请结合临床应用，讲述一下微观影像分割后的用途。

3. 细胞图像分割还有哪些算法可以应用？

（八）参考程序

第一步：将图像 cell. jpg，复制到 toolbox \ images \ imdemos 文件夹或者到 work 文件夹下。

第二步：进入 Command Window 窗口，输入如下代码：

```
% 直方图阈值分割法
I= imread ('cell.jpg');
I= rgb2gray (I);
figure;
subplot (1, 3, 1);
imshow (I);
title('(a) 原图');
subplot (1, 3, 2);
imhist (I);
title('(b) 直方图');
  [m, n] = size (I);
fori= 1: m
  for j= 1: n
  if I (i, j)> 160
  I (i, j) = 255;
  end
  end
  end
imshow (I);
```

```
title('(c) 分割结果');

% Otsu 法方法
I= imread ('cell.jpg');
I = rgb2gray (I);
figure;
imshow (I);
title('(a) 原图');
count= imhist (I);
[r, t] = size (I);
N= r* t;
L= 256;
count= count/N;
for i= 2: L
if count (i) ~ = 0
st= i-1;
break
end
end
for i= L: - 1: 1
if count (i)~ = 0
nd= i-1;
break
end
end
f= count (st+ 1: nd+ 1);
p= st;
q= nd-st;
u= 0;
for i= 1: q
u= u+ f (i)* (p+ i- 1);
ua (i) = u;
end
for i= 1: q
w(i)= sum(f(1: i));
end
d=  (u* w-ua) .^2/ (w.*  (1-w));
[y, tp]= max (d);
th= tp+ p;
if th< = 160
th= tp+ p;
else
th= 160;
```

```
end
y1= zeros (r, t);
for i= 1: r
for j= 1: t
x1 (i, j) = double (I (i, j));
end
end
for i= 1: r
for j= 1: t
if (x1 (i, j)> = th)
y1 (i, j) = x1 (i, j);
else
y1 (i, j) = 0;
end
end
end
figure;
imshow (y1);
title('(b) 分割结果');
```

（黄忠浩）

参 考 文 献

陈家新. 2010. 医学图像处理及三维重建技术研究［M］. 北京：科学出版社.

何东健. 2008. 数字图像处理［M］. 2 版. 西安：西安电子科技大学出版社.

李月卿，邱建峰，黄林，等. 2010. 医学影像成像理论［M］. 北京：人民卫生出版社.

聂升东，邱建峰，郑建立，等. 2009. 医学图像处理［M］. 上海：复旦大学出版社.

宋余庆，谢从华，桂长青，等. 2008. 数字医学图像［M］. 北京：清华大学出版社.

谢凤英，赵丹培，姜志国，等. 2008. Visual C++数字图像处理［M］. 北京：电子工业出版社.

杨杰. 2010. 数字图像处理及 Matlab 实现［M］. 北京：电子工业出版社.

张德丰. 2010. 详解 Matlab 数字信号处理［M］. 北京：电子工业出版社.

ACHARYA T K., RAY A K.. 2007. 数字图像处理原理与应用［M］. 田浩，译. 北京：清华大学出版社.

第5章

医学影像的配准与融合

医学成像已经成为现代医疗不可或缺的一部分，其应用贯穿整个临床工作，不仅广泛用于疾病诊断，而且在外科手术和放射治疗等的计划设计、方案实施以及疗效评估方面发挥着重要作用。目前医学影像可分为两大类：解剖影像（CT、MRI、X线影像等）和功能影像（SPECT、PET等），这两类影像各有其优缺点。解剖影像以较高的分辨率提供了脏器的解剖形态信息，但无法反映脏器的功能情况。功能影像分辨率较差，但它提供的脏器功能代谢信息是解剖影像所不能替代的。成像原理的不同造成了某一种成像模式所能提供的影像信息具有一定的局限性，单独使用某一类影像难以获得正确的诊断结论。因此，为了提高诊断正确率，需要综合利用患者的各种影像信息。第一步就是使多幅影像在空间域中达到几何位置的完全对应，这一步称为"配准"。第二步就是将配准后影像进行信息的整合显示，这一步称为"融合"。

第 1 节　医学影像的配准

一、医学影像配准概念

医学影像配准（medical image registration）是指对于一幅医学影像寻求一种（或一系列）空间变换，使它与另一幅医学影像上的对应点达到空间上的一致，这种一致是指人体上的同一解剖点在两张匹配影像上有相同的空间位置（位置一致、角度一致、大小一致）。配准的结果应使两幅影像上所有的解剖点，或至少是所有具有诊断意义的点及手术感兴趣的点都达到匹配。图 5-1 是配准示意图。同一个人从不同角度、不同位置拍摄的两张照片，由于拍摄条件不同，每张照片只反映某些方面的特征。要将这两张照片一起分析，就要将其中的一张人像作移动和旋转，使它与另一幅对齐。这一对齐过程就是配准过程。保持不动的称为参考图像，作变换的称为浮动图像。将配准后的影像进行融合就可以得到反映人的全貌的融合影像。

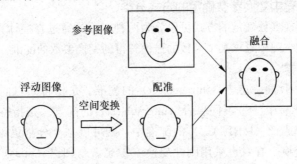

图 5-1　图像配准示意图

二、医学影像配准方法的分类

到目前为止，医学影像配准方法的分类始终没有一个统一的标准，比较流行的是 1993 年 van den Elsen 等人对医学影像配准进行的分类，共归纳了七种分类标准。

（一）按图像维数分类

按图像维数分为 2D/2D、2D/3D 及 3D/3D 配准。2D/2D 配准通常指两个断层面间的配准；2D/3D 配准通常指空间影像和投影影像（或者是单独的一个层面）间的直接配准；3D/3D 配准指 2 幅三维空间影像间的配准。

（二）根据医学影像的模态分类

根据医学影像的模态分为单模态医学影像配准和多模态医学影像配准。单模态医学影像配准是指待配准的两幅影像是用同一种成像设备获取的，一般应用在生长监控、减影成像等。多模态医学影像配准是指待配准的两幅影像来源于不同的成像设备，主要应用于神经外科的诊断、手术定位及放疗计划设计等。比如，将 MRI、CT、DSA 等解剖影像与 SPECT、PET 和 EEG 等功能信息相互结合，对癫痫进行手术定位。另外，由于 MRI 适于对肿瘤组织的轮廓描述而通过 CT 又可精确计算剂量。因此，在放疗中常需要将二者进行配准。多模态影像配准是医学影像配准的重点研究课题。

（三）根据变换性质分类

根据变换的性质可分为刚性变换、仿射变换、投影变换和曲线变换四种。刚性变换只包括平移和旋转；仿射变换将平行线变换为平行线；投影变换将直线映射为直线；曲线变换则将直线映射为曲线。

（四）根据用户交互性的多少分类

根据用户参与的程度分为自动配准、半自动配准和交互配准。自动配准是用户只需提供相应的算法和图像数据；半自动配准是用户需初始化算法或指导算法（如拒绝或接受配准假设）；交互配准是用户在软件的帮助下进行配准。

（五）根据配准所基于的影像特征分类

根据配准所基于的影像特征分为基于外部特征和基于内部特征两大类。基于外部特征的影像配准是指在研究对象上设置一些标记点（这些标记点可以是立体定位框架、在颅骨上固定螺栓和在表皮加上可显像的标记），使这些标记点能在不同的影像模式中显示，然后再用自动、半自动或交互式的方法用标记将影像配准。基于内部特征的配准方法主要包括三个方面：基于标记的配准、基于分割的配准、基于像素特性的配准。基于标记的配准方法分为解剖知识的标记（如利用人体特殊的解剖结构，一般由人工直接描述）和几何知识的标记（如运用数学知识得到大量的点、线、面的曲率、角落特征等）；基于分割的配准指通过对影像分割获得一些配准标志；基于像素特性的配准方法是把影像内部的灰度信息值作为配准的依据。

（六）根据配准过程中变换参数确定的方式分类

根据配准过程中变换参数确定的方式可以分为两种：一是通过直接计算公式得到变换参数的配准，二是通过在参数空间中寻求某个函数的最优解得到变换参数的配准。

（七）根据主体分类

根据主体可分为：① 同一患者（intrasubject）的配准。是指将来自同一个患者的待配准影像，用于任何种类的诊断中。② 不同患者（intersubject）的配准。是指待配准影像来自不同患者，主要用在三维头部影像（MRI、CT）的配准中，既可以基于分割也可以基于灰度。变换方式多为非线性的曲线变换，有时也采用刚性变换。③ 患者与图谱（atlas）的影像配准。是指待配准影像一幅来自患者，一幅来自图谱，主要用于收集某些特定结构、大小和形状的统计信息。

目前，典型的数字化医学图谱是法国 Talairach 和 Tournoux 制作的 Talairach-Tournoux 图谱（TT atlas）。图谱和实际影像配准后，能更直观和方便地应用图谱中的信息。

三、医学影像配准的基本过程

医学影像配准一般由以下三个步骤组成。

（1）根据待配准图像（浮动图像）I_2 与参考图像（基准图像）I_1 提取出影像的特征信息组成特征空间。

（2）根据提取出的特征空间确定出一种空间变换（T），使待配准影像 I_2 经过该变换后与参考影像 I_1 能够达到所定义的相似性测度，即 $I_1 = T(I_2)$。

（3）在确定变换的过程中，还需采取一定的搜索策略，也就是优化措施，以使相似性测度更快更好地达到最优值。

当然，配准过程并不绝对按上述步骤进行，比如一些自动配准方法，一般不包括特征提取步骤。此外，步骤（2）和步骤（3）的过程在实际计算过程中是彼此交叉进行的。

图 5-2 给出了医学影像配准的流程。

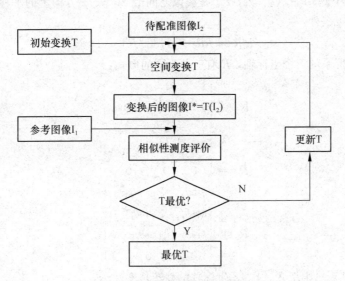

图 5-2　医学影像配准流程图

（一）空间变换

由图 5-2 可见，图像 I_1 和 I_2 的配准就是寻找一种映射关系 $T: I_1 \rightarrow I_2$，使得 I_1 上的每一点在 I_2 上都有唯一的点与之对应。这种映射关系表现为一组连续的空间变换，如整幅图像应用相同的空间变换，则称为全局变换（global transformation），否则，称为局部变换（local transformation）。根据图像变换形式的不同，有线性变换（linear transformation）和非线性变换（non-linear transformation（也称为弯曲变换，curved transformation））两种。线性变换包括刚体变换（rigid body transformation）、仿射变换（affine transformation）和投影变换（projective transformation），如图 5-3 所示。

1. 刚体变换　所谓刚体是指物体内部任意两点间的距离保持不变。刚体变换使得一幅影像中任意两点间的距离在变换前后保持不变。例如，人体的头部由坚硬的颅骨支撑，在处理时通常忽略头部皮肤的微小变形，将整个人脑看成是一个刚体。两幅影像之间的刚体变换可由一个刚体模

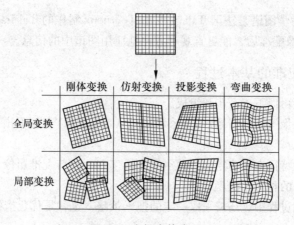

图 5-3　空间变换类型

型描述：

$$V = sRU + T \tag{5-1}$$

式中 s 是比例变换因子；$T=(t_x, t_y, t_z)'$ 是影像之间沿 x、y、z 方向上的平移量；R 是 3×3 的旋转矩阵，满足约束条件：

$$R'R = RR^t = I, \det(R) = 1 \tag{5-2}$$

相对笛卡儿坐标系的三个坐标轴，R 有三种不同的形式：

$$R_x = \begin{bmatrix} 1 & 0 & 0 \\ 0 & \cos\theta_x & \sin\theta_x \\ 0 & -\sin\theta_x & \cos\theta_x \end{bmatrix} \tag{5-3}$$

$$R_y = \begin{bmatrix} \cos\theta_y & 0 & -\sin\theta_y \\ 0 & 1 & 0 \\ \sin\theta_y & 0 & \cos\theta_y \end{bmatrix} \tag{5-4}$$

$$R_z = \begin{bmatrix} \cos\theta_z & -\sin\theta_z & 0 \\ \sin\theta_z & \cos\theta_z & 0 \\ 0 & 0 & 1 \end{bmatrix} \tag{5-5}$$

其中 θ_x、θ_y、θ_z 分别表示围绕 X、Y、Z 坐标轴的旋转角度。

2. 仿射变换　当式（5-2）的约束条件不满足时，方程式（5-1）描述的是仿射变换，它将直线映射为直线，并保持平行性。在笛卡儿坐标系下，二维仿射变换的旋转矩阵 R' 表示为

$$R' = \begin{bmatrix} m_{11} & m_{12} & m_{13} \\ m_{21} & m_{22} & m_{23} \\ 0 & 0 & 1 \end{bmatrix} \tag{5-6}$$

三维仿射变换的旋转矩阵 R' 表示为

$$R' = \begin{bmatrix} m_{11} & m_{12} & m_{13} & m_{14} \\ m_{21} & m_{22} & m_{23} & m_{24} \\ m_{31} & m_{32} & m_{33} & m_{34} \\ 0 & 0 & 0 & 1 \end{bmatrix} \tag{5-7}$$

仿射变换的具体表现可以是各个方向尺度变换系数一致的均匀尺度变换或变换系数不一致的非均匀尺度变换及剪切变换等。均匀尺度变换多用于使用透镜系统的照相图像，在这种情况下，

物体的影像和该物体与成像的光学仪器间的距离有直接的关系，一般的仿射变换可用于校正 CT 台架倾斜引起的剪切或 MRI 梯度线圈不完善产生的畸变。

3. 投影变换　与仿射变换相似，投影变换将直线映射为直线，但不保持平行性质。投影变换主要用于二维投影图像与三维体积图像的配准。二维投影变换按照下式将图像 A (x_1, y_1) 映射至图像 B (x_2, y_2)：

$$x_2 = \frac{a_{11}x_1 + a_{12}y_1 + a_{13}}{a_{31}x_1 + a_{32}y_1 + a_{33}} \tag{5-8}$$

$$y_2 = \frac{a_{21}x_1 + a_{22}y_1 + a_{23}}{a_{31}x_1 + a_{32}y_1 + a_{33}} \tag{5-9}$$

其中的变换参数 a_{ij} 是依赖于图像本身的常数。

另外一种类似的变换方式称为透视变换。透视变换是投影变换的子集。某些医疗成像设备，如内镜、显微镜等，获取的图像都是通过将三维物体投影到二维平面，由此产生的几何变换称为透视变换。

4. 非线性变换　是把直线变换为曲线。它反映的是影像中组织或器官的严重变形或位移。典型的非线性变换是多项式函数，如二次、三次函数及薄板样条函数。有时也使用指数函数。非线性变换多用于使解剖图谱变形来拟合图像数据或对有全局性形变的胸、腹部脏器影像的配准。

（二）参数的优化搜索

常用的优化算法有 Powell 法、梯度下降法、遗传算法、模拟退火法、下山单纯形法、Levenberg-Marquadrt 法等。

1. Powell 法　是一种传统的确定性优化方法，又称为方向加速法，由 M. J. D. Powell 于 1964 年首先提出。它的基本含义是：对于 n 维极值问题，首先沿着 n 个坐标方向求极小，经多 n 次之后得到 n 个共轭方向，然后沿 n 个共轭方向求极小，经过多次迭代后便可求得极小值。

2. 梯度下降法　该算法在求最小化过程中直接利用梯度信息，沿着起始点梯度方向的反方向求出最小值点，然后移动到最小值点，再重复上面的过程，直到前后点的函数值的差小于给定的误差值，则结束迭代过程。

3. 遗传算法（genetic algorithm）　是由美国密歇根大学 J. Holland 教授于 1975 年首先提出来的，是模拟达尔文的遗传选择和自然淘汰的生物进化过程的计算模型，通过模拟自然进化过程搜索最优解的方法。

（三）插值方法

在图像配准中，空间坐标变换后得到的像素坐标位置可能不在整数像素上，因此需要进行插值操作。常用的插值方法有最近邻插值（nearest neighbour，NN）法、双线性插值（bilinear interpolation，BI）法和部分体积分布（partial volume distribution，PV）法等。

1. 最近邻插值（NN）　该方法是一种简单的插值算法。设需要插值的点为 n，在二维图像中，邻近该点的落在坐标网格上的像素点分别为 n_1、n_2、n_3、n_4。最近邻法直接计算 n 和邻近四个点之间的距离，并将与该点距离最小的点的灰度值赋给 n。

2. 双线性插值（BI）　又称为一阶插值算法。它是使用线性插值来求像素灰度的一种方法，其计算方法为先沿着一个坐标轴方向使用线性插值方法求出两点的插值灰度，然后再沿另一个坐标轴，利用这两个点对目标点进行线性插值来求灰度。

3. 部分体积分布法（PV）　部分体积分布法是对双线性插值方法的一个改进，主要是为了克服双线性插值方法在图像中会产生新的灰度值而引起图像灰度分布发生变化的缺点，以便得到比较平滑的目标函数，有利于优化搜索。PV 是根据线性插值的权重分配原则，将每对像素对联合直方图的贡献分散到联合直方图中与之相邻的各个像素对上，这样联合直方图上各个像素对的频度值以小数增加，因此不会出现新的灰度值而破坏目标函数值分布的光滑性。

四、医学影像配准方法介绍

医学影像配准的方法很多，下面主要介绍两种常用的配准方法。

（一）基于特征点的配准方法

基于特征点的配准方法首先要对待配准图像进行特征点的提取，然后利用提取到的特征点完成两幅影像特征之间的匹配。

特征点有外部特征点和内部特征点之分。外部特征点可以是在受试者颅骨中嵌入的螺钉、在皮肤上做的标记或其他在两幅影像都可以检测到的附加标记物，如充有硫酸铜的管子、玻璃珠、铬合金球、明胶球等。内部特征点是从与患者相关的影像性质中得到的，如解剖标记点。解剖标记点的选取是一个很费时的交互过程。典型的解剖标记点可以是一个点状的解剖结构，如两个线性结构的交点、血管的分叉或相交处、某一表面特定拓扑属性、一个沟回的可识别部分等。

（二）基于互信息的配准方法

基于互信息的配准方法以互信息作为相似性测度，然后通过优化算法迭代求得互信息的最大值。由于配准过程中不需要进行人工交互，可以很方便地实现配准的自动化，是目前医学影像配准中无创、自动且精度很高的一种方法，已经被广泛接受。

互信息（mutual information，MI）是信息论中的一个测度，用来测量一个随机变量包含另一个随机变量的信息量的总和或者是两个随机变量间的统计相关性，应用到影像配准中用来测量一幅影像包含另一幅影像的信息的总量。一般用熵来表示，1995 年被 Colligon 等人和 Viola 等人首次应用于医学影像配准中。

对于待配准的两幅医学影像，可以认为它们是关于图像灰度的两个随机变量 A 和 B，a 和 b 是两幅影像中相关的灰度值。影像的边缘概率分布 $P_A(a)$、$P_B(b)$ 和联合概率分布 $P_{AB}(a, b)$ 即为在图像中具有灰度 a、b 或在两幅影像重叠部分中同时具有灰度 a、b 的概率。

对于概率分布函数为 $p(a)$ 的随机变量集 A，其熵 $H(A)$ 定义如下：

$$H(A) = -\sum p(a)\log p(a), a \in A \tag{5-10}$$

对两个离散的随机变量 A 和 B，它们的联合熵定义为：

$$H(A,B) = -\sum p(a,b)\log p(a,b), a \in A, b \in B \tag{5-11}$$

$H(A \mid B)$ 表示已知 B 是 A 的条件熵，$H(A)$ 与 $H(A \mid B)$ 的差值就代表了 B 中包含的 A 的信息，即互信息。定义为：

$$\begin{aligned} I(A,B) &= H(A) + H(B) - H(A,B) \\ &= H(A) - H(A \mid B) \\ &= H(B) - H(B \mid A) \end{aligned} \tag{5-12}$$

在医学图像配准中，虽然两幅图像来源于不同的成像设备，但是它们基于共同的人体解剖信息，所以当两幅图像的空间位置达到完全一致时，其中一幅图像表达的关于另一幅图像的信息，也就是对应像素灰度的互信息应为最大。通常用联合概率分布和完全独立时的概率分布间的广义距离来估计互信息：

$$I(A,B) = \sum p(a,b)\log\frac{p(a,b)}{p(a)p(b)} \tag{5-13}$$

对于离散的数字图像，联合概率分布 $p_{AB}(a,\ b)$ 可以用归一化的联合直方图表示：

$$p_{AB}(i,j) = \frac{h(i,j)}{\sum_{i,j}h(i,j)} \tag{5-14}$$

边缘概率分布 $p_A(a)$ 表示为

$$p_A(i) = \sum_j p_{AB}(i,j) \tag{5-15}$$

边缘概率分布 $p_B(b)$ 表示为

$$p_B(j) = \sum_i p_{AB}(i,j) \tag{5-16}$$

$$I(A,B) = \sum_{i,j} p_{AB}(i,j)\log\frac{p_{AB}(i,j)}{p_A(i)\cdot p_B(j)} \tag{5-17}$$

这就是用互信息表示的相似性测度。接下来的任务是寻找一个变换使得一幅图像经过此变换后和另一幅图像的互信息最大。一般采用刚体变换，即在三维空间中寻找三个方向上的平移值和旋转角度。

实验九　多模医学影像的配准

（一）实验目的

1. 掌握医学影像配准的概念与配准过程；

2. 运用 Matlab 软件对 CT/MRI 影像进行基于特征点和基于最大互信息的配准。

（二）实验仪器

1. 计算机；

2. Matlab 软件。

（三）实验原理与方法

基于特征点的图像配准：首先提取图像信息的特征点，然后以这些特征点为模型进行配准。通过特征点计算变换参数的基础是两个一一对应的点集，一个点集来自参考图像，另一个点集来自待配准的图像。

Matlab 中使用特征点进行图像配准包括以下步骤：① 将图像读入到 Matlab 空间；② 指定图像中的成对特征点，并保存特征点对；③ 利用十字相关法调整选定了的匹配点；④ 指定要使用的变换类型，并根据特征点对推测参数；⑤ 对没有配准的图像进行变换，使之对准。

实验过程中用到的 Matlab 工具箱及函数有以下几个。

（1）cpselect：Matlab 图像处理工具箱提供了一个称为控制点选择工具的交互工具，即 cpselect，利用它可以在两幅图像中选择成对的对应控制点并保存到 Matlab 的工作空间。控制点是两幅图像中都能找到的标记点。

cpselect 的基本调用格式如下：

```
cpselect (input, base);
```

其中 input 为待配准图像，base 为参考图像。图 5-4 所示为调用 cpselect 的一个界面。

在此截面上显示了输入图像和基准图像的两个视图，单击，即可选择控制点。控制点选好后，

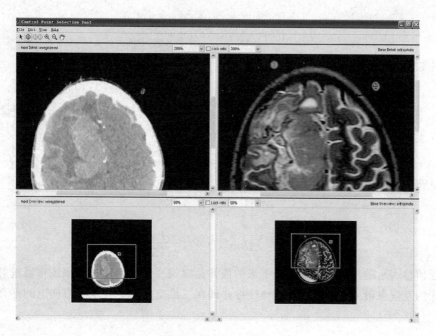

图 5-4　cpselect 界面

单击选择 File 菜单下的 Save Points To Workspace 命令，然后将 Control Point Selection Tool 窗口关闭。

（2）cp2tform 函数：该函数由输入的两幅图像的对应点生成变换结构。将变换参数返回到类型为 TFORM 的几何变换结构变量 tform 中。基本调用格式为：tform ＝ cp2tform（input_points，base_points，transformtype）；其中 input_points 为待配准图像上的点，base_points 为参考图像上的点。input_points 和 base_points 都是 $m \times 2$ 矩阵，表示点的坐标信息，每个矩阵的第一列为 x 坐标，第二列为 y 坐标。transformtype 为变换类型。cp2tform 函数支持 6 种空间变换类型，如表 5-1 所示。其中仿射变换、线性变换、投影变换和多项式变换是全局变换，分段线性变换和局部加权平均变换是局部变换，这两种变换对图像

表 5-1　cp2tform 变换类型

变换类型	描述	最少控制点对数
'affine'（仿射）	当输入图像中的形状出现缩放、旋转、剪切和平移等的组合所产生的错切现象时使用本变换。变换后，直线仍保持为直线，平行线仍保持为平行线，但矩形变成了平行四边形	3 对
'linear conformal'（线性变换）	当输入图像中的形状没有改变，但图像经过缩放（在各方向上都相同）、旋转和平移等组合变换后发生失真时使用本变换。变换后，直线仍然是直线，平行线仍然保持平行。它是仿射变换的子集	2 对
'lwm'（局部加权平均）	当变形有局部性的变化，但分段线性的条件不够充分时使用本变换	6 对（推荐 12 对）
'piecewise linear'（分段线性）	当图像中的变形现象具有分段线性时使用本变换	4 对
'polynomial'（多项式）	当变形发生弯曲时使用本变换。多项式的阶数越高，拟合的效果越好，但生成的图像比基准图像包含更多的曲线	6 对（2 阶） 10 对（3 阶） 16 对（4 阶）
'projective'（投影）	当变形显得倾斜时使用本变换。变换后，直线仍保持为直线，但平行线不再平行，将收敛于消失点	4 对

的不同部分使用不同的数学表达式。

（3）cpcorr 函数：该函数使用互相关对控制点的位置进行微调，以控制点对、待配准图像、参考图像为输入，调用方法如下：

```
input_points= cpcorr (input_points_in, base_points_in, input, base)
```

（4）imtransform 函数：该函数完成一般的二维空间变换，其基本调用格式为

```
B= imtransform (A, TFORM)
```

其中参数 A 是要变换的图像，T 是变换结构。

（四）实验内容与步骤

1. 基于特征点的图像配准　图 5-5 是一张头颅的 CT 图像，图 5-6 是用 1.5T 磁共振扫描时采集的同一患者的 MRI 图像（两个图像在同一层面上）。将 CT 图像作为待配准图像，MRI 图像作为参考图像，其中 CT 图像上有 1 个由鱼肝油丸做的外标记点，MRI 图像上有 2 个由鱼肝油丸做的外标记点。具体实验过程如下。

（1）读入图像并显示

```
unregistered= imread (ct.jpg');      % 要进行配准的图像；
figure, imshow (unregistered);        % 显示图像，如图 5-5 所示；
orthophoto= imread ('mri.jpg');       % 参考图像；
figure, imshow (orthophoto);          % 显示图像，如图 5-6 所示；
```

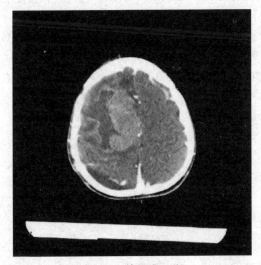

图 5-5　待配准图像

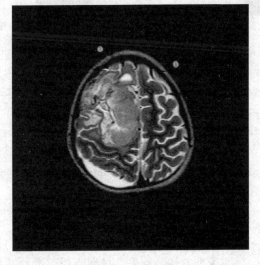

图 5-6　参考图像

（2）选择控制点并保存：在 Matlab 提示符后面输入 cpselect 函数，将 unregistered 和 orthophoto 作为变量，启动该工具箱。

```
cpselect (unregistered, orthophoto);
```

cpselect 函数显示输入图像和基准图像的两个视图，单击，选择控制点，然后保存。

本实验中选择了 1 个外部特征点，3 个内部特征点。

```
input_points=
    46.11        319.32
```

```
        236. 66   256. 97
        304. 68   210. 68
        221. 55   396. 78
base_ points=
        273. 5      260. 75
        268. 78   186. 12
        350. 02   129. 44
        235. 72   358. 99
```

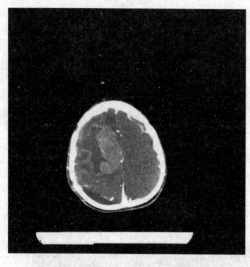

图 5-7　配准后的图像

（3）利用 cpcorr 函数对控制点的位置进行微调。

（4）利用 cp2tform 函数对图像的对应点生成变换结构，本实验中空间变换类型选择 linear conformal。

（5）利用 imtransform 函数完成空间变换。

（6）显示配准后的图像，如图 5-7 所示。程序代码如下：

```
unregistered= imread ('ct.jpg');      % 要进行配准的图像;
figure, imshow (unregistered); title ('待配准的图像');
orthophoto = imread ('mri.jpg');      % 参考图像;
figure, imshow (orthophoto); title ('参考图像');
input_ points= [246.11 319.32; 236.66 256.97; 304.68 210.68; 221.55 396.78];% 选择的控制点
base_ points=[273.5 260.75; 268.78 186.12; 350.02 129.44;235.72 358.99];% 选择的控制点
input_ points_ corr= cpcorr (input_ points, base_ points, unregistered, orthophoto);
mytform= cp2tform(input_ points_ corr, base_ points, 'linear conformal');
info= imfinfo('mri.jpg');
registered= imtransform (unregistered, mytform, 'XData',      [1info.Width], 'YData',
[1info.Height]);% 完成空间变换;
figure, imshow (registered); title ('配准后的图像');
```

2. 基于最大互信息的配准

（1）配准方法：首先，根据两幅图像的基本情况预设一个初始参数 x_0，其中 x_0（1）为裁剪旋转 x_0（3）角的图像 2 行的第一个索引，x_0（2）为裁剪旋转 x_0（3）角的图像 2 列的第一个索引，x_0（3）为旋转角度，x_0（4）为比例因子。然后，按照给定的初始参数对图像 2 进行变换，并计算图像 1 和图像 2 的互信息，最后利用最优化工具箱中的 fminsearch 函数在 x_0 附近寻找使图像 1 和图像 2 互信息最大的点，直至搜索到满足精度要求的参数，最后输出配准参数。

（2）实验过程：配准所用的图像为同一患者的 MRI 和 CT 图像，其中图像 1 为 512×512 的 MRI 图像，即参考图像，图像 2 为 512×512 的 CT 图像，待配准图像。实验中用到的程序如下：

1) 主程序

```
%  image1: 512 × 512 MRI image;
%  image2: 512 × 512 CT image;
%  x0 为选择的初始点;
%  x0 (1): 为裁剪旋转 x0 (3) 角度的图像 image2 行的第一个索引;
%  x0 (2): 为裁剪旋转 x0 (3) 角度的图像 image2 列的第一个索引;
%  x0 (3): 旋转角度;
%  x0 (4): 比例因子;
%  使用优化工具箱中的" fminsearch" 函数进行优化处理, 该函数在 x0 附近寻找 registr_ MI 的最小值.
%  registr_ MI.m 函数值是互信息的相反数.
clear all;
clc;
x0= [50; 50; - 2; 1.25];        % 初始点, 它的选择应尽可能接近匹配点;
[x, fval]= fminsearch (@ registr_ MI, x0);% 用 fminsearch 函数进行优化处理;
image1= imread ('mri.jpg');% 参考图像;
image1= imresize (image1, 0.5);% 将 image1 缩小 2 倍;
image2= imread ('ct.jpg'); % 待配准图像;
image2= imresize (image2, 0.5);% 将 image2 缩小 2 倍;
image3= imread ('ct.jpg');
image1= double (image1);        % 数据格式转换;
image2= double (image2);
image2= imresize (image2, x (4), 'bilinear');      % x (4) 倍 image2 大小的图像;
J= imrotate (double (image2), x (3), 'bilinear');% 将图像 2 旋转 x (3) 度, x (3) 小于零时表
示逆时针旋转, 大于零时顺时针旋转;
[n1 n2] = size (image1);
[n3 n4] = size (J);
position= 1: n1;
xx= round (position+ x (1));
yy= round (position+ x (2));
image2= round (J (xx, yy));
subplot (2, 2, 1), imshow (image1, [ ]); title ('参考图像 Image 1'); % 参考图像;
subplot (2, 2, 2), imshow (image3); title ('待配准图像 Image 2'); % 待配准图像;
subplot (2, 2, 3), imshow (image2, [ ]); title ('配准后的图像 Image 2') ;% 配准后的图像;
subplot (2, 2, 4), imshow (0.5* uint8 (image2) + 0.5* uint8 (image1)); title ('简单融合后
的效果图') ;
```

2) 子程序

```
function f= registr_ MI (x); % 这是 registr_ code.m 的子程序;
image1= imread ('mri.jpg');
image1= imresize (image1, 0.5);
image2= imread ('ct.jpg'); % 待配准图像;
image2= imresize (image2, 0.5);
```

```
image1= double (image1);
image2= double (image2);
image2= imresize (image2, x (4), 'bilinear');        % x (4) 倍 image2 大小的图像;
J= imrotate (double (image2), x (3), 'bilinear'); % 按要求将图像 2 旋转 x (3) 度, x (3) 小于
零时% 表示逆时针旋转, 大于零时顺时针旋转;
J= abs (J) * 255/max (max (J));
[n1 n2] = size (image1);
[n3 n4] = size (J);
if n1> n3- x (1) /2;
        f= 1000;
        message= strvcat ('The scaling factor is too small. ', 'Press Ctrl+ C to stop. ', ...
            'Increase x0 (4) and restart. ');
        disp ('Press Ctrl+ C to stop. ')
        Errordlg (message)
        pause;
else
        if x (1) > n3- n1
            x (1) = n3- n1- 1;
             image1 (1: n1, 1: n2) = 255;
        end
        if x (2 ) > n4- n2
             x (2) = n4- n2- 1;
             image1 (1: n1, 1: n2) = 255;
        end
         if x (1) < 0
             x (1) = 0;
             image1 (1: n1, 1: n2) = 255;
        end
        if x (2) < 0
             x (2) = 0;
             image2 (1: n1, 1: n2) = 255;
        end
        xt= 1: n1;
        yt= 1: n2;
        xx= round (xt+ x (1));
        yy= round (yt+ x (2));
        image2= round (J (xx, yy)); % selecting part of image2 matching the size of image1
                                % 选择图像 2 的部分去匹配图像 1 的大小
        rows= size (image1, 1);
        cols= size (image2, 2);
        N= 256;
            h= zeros (N, N);
        for i= 1: rows;     % rows
```

```
        for j = 1: cols;      % cols
                h (image1 (i, j)+ 1, image2 (i, j)+ 1)= h (image1 (i, j)+ 1, image2
(i, j)+ 1)+ 1;
            end
    end
    [r c] = size (h);
    b= h. / (r* c); % normalized joint histogram 归一化的联合直方图
    y_ marg= sum (b); % sum of the rows of normalized joint histogram
                    % 正常化联合直方图的行的和
    x_ marg= sum (b');% sum of columns of normalized joint histogran
                    % 正常化联合直方图的列的和
    Hy= 0;
    for i= 1: c;    % rows
            if ( y_ marg (i)~ = 0 )
                Hy = Hy + -(y_ marg (i) * (log2 (y_ marg (i)))); % 图像 1 的边际熵
        end
    end
    Hx= 0;
    for j= 1: r;    % cols
            if ( x_ marg (j) ~ = 0 )
                Hx = Hx + -(x_ marg (j) *(log2 (x_ marg (j)))); % 图像 2 的边际熵
        end
    end
    h_ xy = - sum (sum (b.* (log2 (b+ (b= = 0))))); % 联合熵
    f= -(Hx+ Hy- h_ xy);% 互信的相反数, 因为主函数要求 f 的最小值, 所以 f 最小时, 互信息最大
end
```

配准结果如图 5-8 所示, 其中简单融合结果采用对 MRI 图像和配准后的 CT 图像取加权平均得到的结果。同时在命令窗口中得到

```
x =
    69. 8325
    21. 9399
    - 2. 4958
    1. 2270
    fval =
    - 0. 9951
```

(五) 实验结果与分析
1. 运行程序, 保存实验结果;
2. 分析程序代码和函数, 了解其调用方法;
3. 适当修改上述程序代码和参数, 对比处理结果。

(六) 思考题
1. 基于特征点的配准方法中, 如何选取合适的特征点?

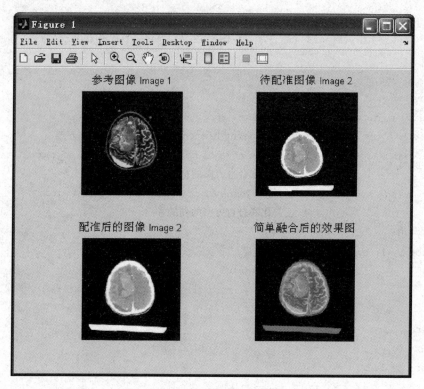

图 5-8　基于最大互信息的图像配准

2. 基于最大互信息法的配准中初始点 x_0 如何选取，对处理结果有何影响？

第 2 节　医学影像融合

一、医学影像融合概念

医学影像融合（medical image fusion）是指将两幅（或两幅以上）来自不同成像设备或不同时刻获取的已配准的影像，采用某种算法，把各个图像的优点或互补性有机地结合起来，获得信息量更丰富的新图像的技术。

在融合处理中，图像配准是图像融合的第一步，也是实现图像融合的先决条件，只有实现了待融合图像的配准，才能实现相应组织之间的融合，如果对应组织的位置有较大的偏差，那么融合的图像是不准确的。只有两幅图像中同一空间位置的像素都对应相同的解剖结构，融合起来的图像才有意义。

二、医学影像融合的分类

根据研究对象和研究目的的不同，影像融合分类也多种多样。

1. 按照被融合图像的成像方式不同，可以把融合分为单模融合（mono-modality）和多模融合（multi-modality）。所谓单模融合是指待融合的图像是由同一设备获取的。简单地说，就是 CT-CT 或者 MRI-MRI 这种类似形式的融合处理。多模融合是指待融合的两幅或多幅图像来源于不同的成像设备，研究较多的是 CT 与 MRI 的图像融合和 CT 与核医学图像的融合。

2. 按照融合对象的不同，可分为单样本时间融合、单样本空间融合和模板融合。单样本时间融合是指跟踪某个患者，将其一段时间内对同一脏器所做的同种检查图像进行融合，以助于跟踪病理发展和研究该检查对疾病诊断的特异性。单样本空间融合是指将某个患者在同一时期内（临床上视 1~2 周内的时间为同时）对同一脏器所做的几种检查的图像进行融合，以便综合利用这几种检查提供的信息（如 MRI/CT 可以提供脏器的解剖结构信息，SPECT 可以提供脏器的功能信息），对病情做出更准确的诊断。模板融合是从许多健康人的研究中建立一系列模板，将患者的图像与模板图像融合，有助于研究某种疾病和确立诊断标准。

3. 按照图像处理方法的不同，又可分为数值融合法和智能融合法。数值融合法将不同来源的图像做空间归一化处理后直接融合。智能融合法将不同来源的图像做归一化处理后，根据需要选择不同图像中的所需信息再进行融合。

4. 按图像类型不同，可以分为断层图像间相互融合、断层图像与投影图像融合以及解剖结构图像与功能图像融合。断层图像间相互融合主要指 CT 与 MRI 图像融合；断层图像与投影图像融合主要指 CT、MRI 图像与 DSA 图像通过三维重建后进行融合；而解剖图像融合与功能图像融合主要指 CT、MRI 图像与 PET、SPECT 图像进行融合。

另外，还可以将图像融合分为前瞻性融合和回溯性融合。两者的区别在于前瞻性融合在图像采集时使用特别措施（如加外部标志等），而回溯性融合在图像采集时则不采取特别措施。

综上所述，依据不同的分类原则，图像融合有多种分类方式，应该指出，以上分类不是绝对的、孤立的，在实际应用中，一个融合系统的设计过程往往是综合各种分类概念来实现的。

三、常用的医学影像融合方法

（一）基于空域的影像融合

该方法是指直接在空间域中对图像的像素点进行操作，此方法简单直观，易于理解，但常常融合效果有限，只适用于有限的场合。

1. 图像像素灰度值极大（小）法　设 $g_1(i, j)$ 和 $g_2(i, j)$ 为待融合图像，$F(i, j)$ 为融合后的图像，其中 i、j 为图像中某一像素的坐标，图像大小为 $M * N$，则 $i \in [0, M-1]$，$j \in [0, N-1]$，$g_1(i, j)$，$g_2(i, j) \in [0, 255]$。图像像素灰度值极大（小）融合法是对两幅待融合图像取对应像素点灰度值极大（小）者即可。即

$$F(i,j) = \text{Max}\{g_1(i,j), g_2(i,j)\} \tag{5-18}$$

$$F(i,j) = \text{Min}\{g_1(i,j), g_2(i,j)\} \tag{5-19}$$

2. 图像像素灰度值加权法　加权平均法是将两幅输入图像 $g_1(i, j)$ 和 $g_2(i, j)$ 各自乘上一个权系数，融合而成新的图像 $F(i, j)$。即

$$F(i,j) = ag_1(i,j) + (1-a)g_2(i,j) \tag{5-20}$$

式中 a 为加权因子，且 $0 \leq a \leq 1$，可以根据需要调节其大小。

（二）基于傅里叶变换的图像融合

傅里叶变换是数字图像处理技术的基础，其通过在时空域和频率域来回切换图像，对图像的信息特征进行提取和分析，简化了计算工作量。基于傅里叶变换的图像融合法包括以下三个步骤：

（1）对待融合的图像分别进行二维傅里叶变换；

（2）对变换系数加权；

（3）对融合后的系数进行傅里叶反变换，得到融合图像。

（三）基于小波变换的医学影像融合

小波变换本质是一种高通滤波，当采用不同的小波基，就会产生不同的滤波效果。小波变换

可将原始图像分解成一系列具有不同空间分辨率和频域特性的子图像，可以针对不同频带子图像的小波系数进行组合，形成融合图像的小波系数。

1. 图像的二维小波分解及融合　Mallat 于 1989 年提出了图像的二维小波分解的 Mallat 快速算法，公式如下：

$$\begin{cases} C_{j+1} = HC_jH^* \\ D_{j+1}^h = GC_jH^* \\ D_{j+1}^v = HC_jG^* \\ D_{j+1}^d = GC_jG^* \end{cases} \tag{5-21}$$

$$j = 0, 1, \cdots, J-1$$

式中 h、v、d 分别表示水平、垂直和对角分量；H（低通）和 G（高通）为两个一维滤波算子，H^* 和 G^* 分别是 H 和 G 的共轭转置矩阵；J 为分解层数。相应的小波重构算法为：

$$C_{j-1} = H^*C_jH + G^*D_j^hH + H^*D_j^vG + G^*D_j^dG \tag{5-22}$$

图像经二维小波变换分解后，可得到四个不同的频带 LL、LH、HL、HH，其中低频带 LL 保留了原图的轮廓信息；HL、LH、HH 分别保留了原图水平、垂直和对角方向的高频信息，代表图像的细节部分；然后再对子图像分解得到 $LL2$、$HL2$、$LH2$ 及 $HH2$，依次进行多层分解。N 层小波分解后可得到（3N+1）个频带。

基于小波分解的图像融合的本质是采用不同的滤波器将源图像分解到一系列的频率通道中，然后针对系数特性采用不同的融合规则和融合策略。

基于小波变换的图像融合具体步骤为：

（1）分解，对每一源图像分别进行小波变换，得到每幅图像在不同分辨率下不同频带上的小波系数；

（2）融合，针对小波分解系数的特性，对各个不同分辨率上的小波分解得到的频率分量采用不同的融合方案和融合算子分别进行融合处理；

（3）逆变换，对融合后系数进行小波逆变换，得到融合图像。

2. 基于小波变换的融合规则　基于小波变换的图像融合方法的关键之处在于融合规则的选取。

（1）低频系数融合规则：通过小波分解得到的低频系数都是正的变换值，反映的是源图像在该分辨率上的概貌。低频小波系数的融合规则有多种方法，既可以取源图像对应系数的均值，也可以取较大值，这要根据具体的图像和目的来定。

（2）高频系数融合规则：通过小波分解得到的三个高频子带都包含了一些在零附近的变换值，在这些子带中，较大的变换值对应着亮度急剧变化的点，也就是图像中的显著特征点，如边缘、亮线及区域轮廓。这些细节信息也反映了局部的视觉敏感对比度，应该进行特殊的选择。

3. 常用的小波系数融合规则

（1）小波系数加权法：

$$C_J(F, p) = aC_J(A, p) + (1-a)C_J(B, p), \quad 0 \leqslant a \leqslant 1 \tag{5-23}$$

式中 $C_J(A, p)$、$C_J(B, p)$、$C_J(F, p)$ 分别表示源图像 A、B 和融合图像 F 在 J 层小波分解时 p 点的系数，下同。

（2）小波分解系数绝对值极大法：

$$C_J(F, p) = \begin{cases} C_J(A, p) & |C_J(A, p)| \geqslant |C_J(B, p)| \\ C_J(B, p) & |C_J(A, p)| \geqslant |C_J(B, p)| \end{cases} \tag{5-24}$$

（3）小波分解系数绝对值极小法：

$$C_J(F,p) = \begin{cases} C_J(A,p) & |C_J(A,p)| \leqslant |C_J(B,p)| \\ C_J(B,p) & |C_J(A,p)| \leqslant |C_J(B,p)| \end{cases} \tag{5-25}$$

（4）区域能量最大法：在 J 层小波分解的情况下，局部区域 Q 的能量定义为：

$$E(A,p) = \sum_{q \in Q} \omega(q) C_J^2(A,q) \tag{5-26}$$

式中 $\omega(q)$ 表示权值，q 点离 p 点越近，权值越大，且 $\sum_{q \in Q} \omega(q) = 1$；$Q$ 是 p 的一个邻域。同理可得 $E(B,p)$

$$C_J(F,p) = \begin{cases} C_J(A,p), & E(A,p) \geqslant E(B,p) \\ C_J(A,p), & E(A,p) < E(B,p) \end{cases} \tag{5-27}$$

四、医学影像融合效果评价

目前，影像融合效果的评价主要有主观评价和客观评价两种。主观评价以人作为观察者，对图像的优劣做出主观定性评价。人对图像的识别或理解不仅和图像的内容有关，而且还与观察者的心理状态有关。由于人的视觉系统很复杂，受环境条件、视觉性能、人的情绪爱好以及知识状况影响很大，因此主观评价具有主观性和不全面性，所以有必要把主观评价与客观的定量评价标准相结合，这样既便于人的观察，也便于将融合结果交与计算机进行处理。

下面是一些常用的客观评价指标。

（一）熵

图像的熵（entropy）值是衡量图像信息丰富程度的一个重要指标，熵值的大小表示图像所包含的平均信息量的多少。根据香农信息论的原理，一幅图像的信息熵为：

$$H = -\sum_{i=0}^{L-1} p_i \ln p_i \tag{5-28}$$

式中 p_i 为图像的直方图，即灰度值等于 i 的像素数与图像总像素数之比。如果融合图像的熵增大，表示融合图像的信息量增加，融合图像所包含的信息就越丰富，融合质量越好。

（二）交叉熵

交叉熵（cross entropy，CE）也称相对熵，直接反映了两幅图像灰度分布信息的差异。设源图像和融合图像的直方图分别为 p_i 和 q_i，则交叉熵定义为：

$$CE = \sum_{i=0}^{L-1} p_i \log_2 \frac{p_i}{q_i} \tag{5-29}$$

交叉熵越小，说明融合图像从源图像提取的信息量越多，融合效果越好。

在实际应用中，可以选择平均值来描述融合图像与源图像的综合差异：

$$\overline{C_{FAB}} = \frac{C_{FA} + C_{FB}}{2} \tag{5-30}$$

（三）交互信息量

交互信息量（mutual information，MI）为两个变量之间相关性的量度，或一个变量包含另一个变量的信息量的量度。假设两幅源图像 A 和 B，将它们融合得到融合图像 F，F 与 A、B 的交互信息量分别表示为 MI_{FA} 和 MI_{FB}：

$$MI_{FA} = \sum_{k=0}^{L-1} \sum_{i=0}^{L-1} p_{FA}(k,i) \log \frac{p_{FA}(k,i)}{p_F(k) p_A(i)} \tag{5-31}$$

$$\mathrm{MI_{FB}} = \sum_{k=0}^{L-1} \sum_{j=0}^{L-1} p_{\mathrm{FB}}(k,j) \log \frac{p_{\mathrm{FB}}(k,j)}{p_{\mathrm{F}}(k) p_{\mathrm{B}}(j)} \tag{5-32}$$

式中 p_{A}、p_{B} 和 p_{F} 分别是 A、B、F 的灰度直方图；$p_{\mathrm{FA}}(k, i)$ 和 $p_{\mathrm{FB}}(k, j)$ 分别代表两组图像的归一化联合灰度直方图。综合考虑这两个值量，用 $\mathrm{MI_{FA}}$ 和 $\mathrm{MI_{FB}}$ 之和来表示图像融合后包含源图像 A、B 的交互信息量的总和：

$$\mathrm{MI_F^{AB}} = \mathrm{MI_{FA}} + \mathrm{MI_{FB}} \tag{5-33}$$

交互信息量的值越大，表示融合图像从源图像中获取的信息越丰富，融合效果越好。

（四）图像均值

图像均值（$\bar{\mu}$）是图像像素的灰度平均值，对人眼反映为平均亮度。图像均值的定义为：

$$\bar{\mu} = \frac{1}{M \times N} \sum_{x=1}^{M} \sum_{y=1}^{N} G(x,y) \tag{5-34}$$

式中 $G(x, y)$ 表示图像中第 (x, y) 个像素的灰度，图像尺寸为 $M \times N$。如果均值适中，则目视效果良好。

（五）灰度标准差

图像的灰度标准差（δ_g）定义为：

$$\delta_g = \sqrt{\sum_{g=0}^{L-1} (g - \bar{\mu})^2 \times p(g)} \tag{5-35}$$

式中 L 为图像的总灰度级，g 表示图像第 (x, y) 个像素的灰度，$\bar{\mu}$ 表示图像均值，$p(g)$ 表示灰度值为 g 的像素出现的概率。标准差反映了图像灰度相对于灰度平均值的离散情况，若标准差大，则图像灰度级分布分散，图像的反差大，可以看出更多的信息。

（六）均方误差

均方误差（mean square error，MSE）表示融合图像与标准参考图像之间的差异，定义为：

$$\mathrm{MSE} = \frac{\sum_{N}^{M} \sum_{N}^{M} [F(i,j) - R(i,j)]^2}{M \times N} \tag{5-36}$$

式中 $F(i, j)$ 为融合图像，$R(i, j)$ 为标准参考图像。均方误差越小说明融合图像与标准参考图像越接近。

（七）信噪比（signal noise ratio，SNR）与峰值信噪比（peak signal noise ratio，PSNR）

将融合图像与标准参考图像的差异看作噪声，而标准参考图像看作信息。

融合图像 SNR 定义为：

$$\mathrm{SNR} = 10 \lg \frac{\sum_{i=1}^{M} \sum_{j=1}^{N} [F(i,j)]^2}{\sum_{i=1}^{M} \sum_{j=1}^{N} [F(i,j) - R(i,j)]^2} \tag{5-37}$$

融合图像 PSNR 为：

$$\mathrm{PSNR} = 10 \lg \frac{255^2}{\mathrm{MSE}} \tag{5-38}$$

信噪比、峰值信噪比越高，说明融合效果就越好。

（八）平均梯度

图像的平均梯度（mean gradient，MG）定义为：

$$\mathrm{MG} = \frac{1}{M \times N} \sum_{x=1}^{M} \sum_{y=1}^{N} \sqrt{\Delta_x F(x,y)^2 + \Delta_y F(x,y)^2} \tag{5-39}$$

式中 $\Delta_x F(x, y)$，$\Delta_y F(x, y)$ 分别为 $F(x, y)$ 沿 x 方向和 y 方向的差分，定义如下：

$$\Delta_x F(x,y) = \frac{F(x,y+1) - F(x,y) + F(x+1,y+1) - F(x+1,y)}{2} \tag{5-40}$$

$$\Delta_y F(x,y) = \frac{F(x+1,y) - F(x,y) + F(x+1,y+1) - F(x,y+1)}{2} \tag{5-41}$$

平均梯度用来表示图像的清晰度，反映图像融合质量的改进及图像中的微小细节反差和纹理变换特征，平均梯度越大，则图像的清晰度越高，微小细节及纹理反映越好。

在以上 8 种指标中，MSE、SNR、PSNR 均是通过比较融合图像与标准参考图像之间的关系来评价图像融合的实际效果。在图像融合的一些应用中很难获得标准参考图像，所以这几种方法的使用受到一定限制。

实验十　多模医学影像的融合

（一）实验目的

1. 理解医学影像融合的意义；
2. 掌握常用的医学影像融合方法；
3. 熟练运用 Matlab 软件进行医学影像融合的操作。

（二）实验设备

1. 计算机；
2. Matlab 软件。

（三）实验原理与方法

本实验主要应用 Matlab 软件对实验九的配准结果进行 CT 与 MRI 图像的融合，采用的方法有图像像素灰度值极大（小）法、图像像素加权法、傅里叶变换法和小波变换法。

实验中用到的 Matlab 函数有以下 4 个。

1. fft2 函数　二维离散傅里叶变换。利用快速傅里叶变换（FFT）算法进行计算，返回 X 的二维离散傅里叶变换（DFT）。Y 和 X 的存储空间相同。函数常用的调用格式：

```
Y = fft2 (X, m, n);
```

去零或加零，将数组 X 扩展为 M* N 维数组，然后做离散傅里叶变换，结果也是 M* N 维的数组。

2. ifft2 函数　二维离散傅里叶逆变换。函数常用的调用格式：

```
Y = ifft2 (X);
```

输入：X—输入二维矩阵 ，输出：Y—X 的逆傅里叶变换矩阵。使用傅里叶转换算法（FFT），Y 和 X 的维数相同。ifft2 首先判断 X 是否为共轭对称，如果是，则计算更加快速且输出为实数。

```
Y = ifft2 (X, m, n);
```

X—输入二维矩阵，m 与 n—傅里叶变换维数，输出：Y—X 的逆傅里叶变换矩阵。

3. wavedec2 函数　实现图像的多层分解。基本的调用格式：

```
[C, S] = wavedec2 (X, N, 'wname');
```

使用小波基函数 'wname' 对图像 X 进行 N 层分解；X 是要分解的图像，N 是分解层数，wname 是采用的小波基。C 为各层分解系数，是一个行向量，C＝［A(N)｜H(N)｜V(N)｜D(N)｜H(N−1)｜V(N−1)｜D(N−1)｜H(N−2)｜V(N−2)｜D(N−2)｜…｜H(1)｜V(1)｜D(1)］，A(N) 代表第 N 层低频系数，H(N)｜V(N)｜D(N)代表第 N 层高频系数，分别是水平、垂直、对角高频。以此类推，到 H(1)｜V(1)｜D(1)。S 为各层分解系数长度，也就是大小。函数分解系数及大小如图 5-9 所示。

4. wavedec2 函数　实现多尺度二维小波重构。基本的调用格式：

```
X= wavedec2 (C, S, 'wname');
```

由多层二维小波分解的结果 C、S 重构原始信号 X ，'wname' 为使用的小波基函数。

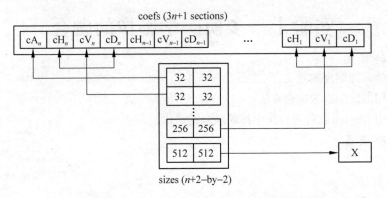

图 5-9　wavedec2 函数系数分解结构图

（四）实验内容与步骤

1. 采用图像像素灰度值极大（小）法进行融合操作，并显示原图像与融合结果。

程序如下：

```
%% 读入图像；
M1= imread ('mri.jpg');
M2= imread ('registeredCT.jpg');
%% 判断图像大小是否一致；
[m1 n1] = size (M1);
[m2 n2] = size (M2);
if (m1 ~ = m2) | (n1 ~ = n2);
   error ('Input images are not of same size');
end;
%%% 图像像素灰度值极大法；
for i = 1: m1;
    for j = 1: n1;
        if ( abs (M1 (i, j)) > = abs (M2 (i, j)) );
            M3 (i, j) = M1 (i, j);
        elseif ( abs (M1 (i, j)) < abs (M2 (i, j)) );
            M3 (i, j) = M2 (i, j);
```

```
        end
      end
end
%%%% 图像像素灰度值极小法;
for i = 1: m1;
    for j = 1: n1;
        if ( abs (M1 (i, j)) > = abs (M2 (i, j)) );
            M4 (i, j) = M2 (i, j);
        elseif ( abs (M1 (i, j)) < abs (M2 (i, j)) );
            M4 (i, j) = M1 (i, j);
        end
    end
end
%%%% 5 显示图像;
figure;
subplot (2, 2, 1); imshow (M1), title ('原始 MRI 图像');
subplot (2, 2, 2); imshow (M2), title ('配准后的 CT 图像 ');
subplot (2, 2, 3), imshow (M3), title ('像素灰度值极大法融合后的图像');
subplot (2, 2, 4), imshow (M4), title ('像素灰度值极小法融合后的图像');
```

运行结果如图 5-10 所示。

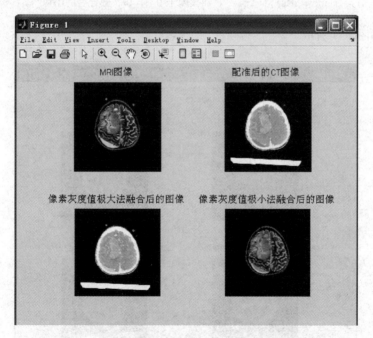

图 5-10　基于空间域的像素值极大极小法的图像融合

2. 采用图像像素加权法进行融合操作, 并显示原图像及融合后的图像。

程序如下:

```
%% 读入图像;
```

```
M1= imread ('mri.jpg');
M2= imread ('registeredCT.jpg');
%% 判断图像大小是否一致;
[m1 n1] = size (M1);
[m2 n2] = size (M2);
if (m1 ~ = m2) | (n1 ~ = n2) ;
    error ('Input images are not of same size');
end;
%% 数据类型转换;
M1= im2double (M1);
M2= im2double (M2);
% 图像加权融合;
M3= 0.5* M1+ 0.5* M2;
M3= im2uint8 (M3);
M4= 0.3* M1+ 0.7* M2;
M4= im2uint8 (M4);
% 显示图像;
subplot (2, 2, 1); imshow (M1), title ('原始 MRI 图像');
subplot (2, 2, 2); imshow (M2), title ('配准后的 CT 图像 ');
subplot (2, 2, 3), imshow (M3), title ('加权因子 0.5, 0.5 融合后的图像');
subplot (2, 2, 4), imshow (M4), title ('加权因子 0.3, 0.7 融合后的图像');
```

运行结果如图 5-11 所示。

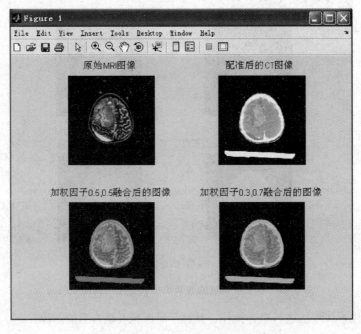

图 5-11　采用图像像素加权法的图像融合

3. 采用傅里叶变换法进行融合操作。

程序如下：

```
%% 读入图像;
M1= imread ('mri.jpg');
M2= imread ('registeredCT.jpng');
% 数据类型转换;
M1= im2double (M1);
M2= im2double (M2);
% 对图像进行傅里叶变换;
y1= fft2 (M1);
y2= fft2 (M2);
% 对变换系数进行加权融合;
y3= 0.3* y1+ 0.7* y2;
y4= 0.5* y1+ 0.5* y2;
% 傅里叶反变换
y3= ifft2 (y3);
y4= ifft2 (y4);
% 数据类型转换;
y3= im2uint8 (y3);
y4= im2uint8 (y4);
% 显示图像;
subplot (2, 2, 1); imshow (M1), title ('原始 MRI 图像');
subplot (2, 2, 2); imshow (M2), title ('配准后的 CT 图像');
subplot (2, 2, 3), imshow (y3), title ('加权系数 0.3, 0.7 融合后的图像');
subplot (2, 2, 4), imshow (y4), title ('加权系数 0.5, 0.5 融合后的图像');
```

处理结果如图 5-12 所示。

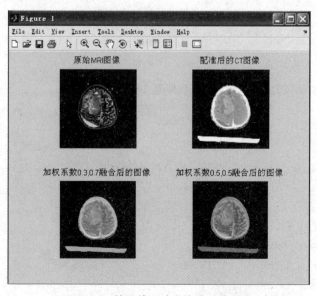

图 5-12　基于傅里叶变换的图像融合

4. 采用小波变换法进行图像融合操作。

融合结果如图 5-13 所示。

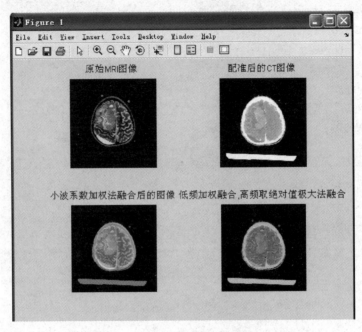

图 5-13　基于小波变换的图像融合

程序代码如下：

```
M1= imread ('mri.jpg');
M2= imread ('registeredCT.jpg');
zt= 2; % 小波分解层数;
wtype = 'db1'; % 使用的小波类型;
% 小波分解;
[c0, s0] = wavedec2 (M1, zt, wtype); % 多尺度二维小波分解;
[c1, s1] = wavedec2 (M2, zt, wtype); % 多尺度二维小波分解;
% 小波系数简单加权法;
c= (c0+ c1) * 0.5;
% 高频部分系数选择绝对值极大法，低频部分系数采用二者求平均的方法;
KK = size (c1);
Coef_ Fusion1 = zeros (1, KK (2));
% 低频系数的处理;
Coef_ Fusion1 (1: s1 (1, 1)) = (c0 (1: s1 (1, 1)) + c1 (1: s1 (1, 1))) /2;
% 高频系数处理;
  MM1 = c0 (s1 (1, 1) + 1: KK (2));
  MM2 = c1 (s1 (1, 1) + 1: KK (2));
  mm = (abs (MM1)) > (abs (MM2));
  Y = (mm.* MM1) + ( (~ mm) .* MM2);
  Coef_ Fusion1 (s1 (1, 1) + 1: KK (2)) = Y;
% 小波重构;
```

```
Y1= waverec2 ( c, s0, wtype);
Y2 = waverec2 ( Coef_ Fusion1, s0, wtype);
% 显示图像;
subplot (2, 2, 1); imshow (M1), title ('原始 MRI 图像');
subplot (2, 2, 2); imshow (M2), title ('配准后的 CT 图像');
subplot (2, 2, 3); imshow (Y1, []), title ('小波系数加权法融合后的图像');
subplot (2, 2, 4); imshow (Y2, []), title ('低频加权融合，高频取绝对值极大法融合');
```

（五）实验结果与分析

1. 运行程序，保存实验结果；

2. 分析程序代码和函数，了解其调用方法；

3. 适当修改上述程序代码和参数，对比处理结果。

（六）思考题

1. 加权因子 a 的大小对融合结果有何影响？

2. 不同的小波基和小波分解层数对融合结果有何影响？

（巩　萍）

参 考 文 献

胡俊峰. 2010. 图像融合技术及应用研究 ［博士论文］［C］. 徐州：中国矿业大学.

胡晓军，徐飞. 2010. Matlab 应用图像处理 ［M］. 西安：西安电子科技大学出版社.

李可. 2006. 基于最大互信息的医学图像配准研究 ［硕士学位论文］［C］. 山东：山东大学.

罗述谦，周果宏. 2003. 医学影像处理与分析 ［M］. 北京：科学出版社.

聂升东，邱建峰，郑建立，等. 2009. 医学图像处理 ［M］. 上海：复旦大学出版社.

苏金明，王永利. 2004. Matlab 7.0 实用指南（下册）［M］. 北京：电子工业出版社.

唐永鹤. 2007. 基于特征点的图像匹配算法研究 ［硕士学位论文］［C］. 北京：国防科学技术大学.

田捷，包尚联，周明全. 2003. 医学影像处理与分析 ［M］. 北京：电子工业出版社.

The MathWorks，Inc . Matlabcentral‐fileexchange ［EB/OL］. （1994）［2010‐10］. http：//www. math-works. com/Matlabcentral/fileexchange/6978.

第6章

医学影像重建

数字影像处理是对已获得的影像进行处理和转化，即视处理技术为系统，其输入和输出为数字影像。但在某些情况下，影像处理过程也涉及对原始数据进行处理并最终转化为影像的过程，即影像重建。这种情况更多出现在医学领域中，如 CT、MRI、超声成像和核素成像。这些医学成像系统往往通过获得尽可能多的物体投影数据并将数据进行计算处理，最终生成影像，这就是影像重建（image reconstruction）。

需要指出的是，影像重建目前往往包含两种含义，一种是上述通过医学成像系统对数据进行处理和计算，获得断层影像；另一种则是三维重建或者三维可视化，这是一个将二维影像进行可视化处理，合成为体数据并显示成三维物体，加强人们对物体三维形态的观察和理解的技术，涉及一些计算机图形学和机器视觉的内容。

影像重建与影像可视化都是较为复杂的计算与处理过程，在此仅作简单讨论。

第1节 CT 影像重建

传统的医学成像技术或手段是将成像区域内的三维人体组织投射于二维的成像范围内，形成二维医学影像。这种方式会造成人体组织信息在影像上的重叠和遮挡，使病灶缺失某一维度的信息，虽然可以通过多体位摄影进行适当补偿，但并不能解决根本问题。在医学成像技术的发展过程中，曾出现了体层摄影术（X-ray tomography），光源和影像记录装置（胶片或成像板）沿相反方向运动，但保持与成像区域的垂直距离不变，如图 6-1 所示。这样，成像区域中的某层组织处于聚焦面上，被记录于影像记录装置从而成像，其余层面组织影像由于受到光源和影像记录装置的运动而模糊，无法清晰显示。体层摄影虽然可以获得人体某一层面的影像，但却存在辐射面积广、剂量大等缺点。同时，体层摄影的影像质量也较差，且影像缺乏连续性，对物体的空间认知差。

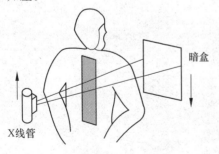

暗盒

X线管

图 6-1　直线运动体层摄影

随着 CT 技术的出现，真正的断层成像得以实现。CT 影像重建的数学理论最早由奥地利数学家 Radon 于 1617 年提出，即三维的物体可以以它的投影的无限集合唯一地重建出来。此后经过了很多数学及物理学家的实践和发展，最终由英国 EMI 公司的 Hounsfield 实现。断层成像不同于体层摄影，其射线束中心面与断层成像的平面平行，因此射线范围仅覆盖成像层面，其余层面不受 X 线辐射。成像区为一薄层区域，可近似认为二维吸收系数分布。这样组织重叠问题简化为部分容积效应，因此对组织的观察效果大大提高，给人一种将人体"切开"观察的效果。

一、基本重建方法

影像重建算法在其发展过程中出现过很多种，其数学原理各不相同。先后有方程联立、迭代、二维傅里叶变换、反投影（back projection）等重建算法。

（一）方程联立法

X线束具有一定的能量和穿透能力，当X线束遇到物体时，物体对射入的X线有着衰减作用，即物体对X线的吸收。普通X线成像正是利用不同组织对X线的衰减不同，将穿过人体后X线自然形成的对比度转化为影像对比度的，其成像过程不需要进行数学计算；而CT成像时，需要获得入射和出射X线的强度值来进行重建运算。

若X线穿过非均匀物体，将沿着X线束通过的物体分割成许多小体素，令每个体素的厚度相等，记为 d。设 d 足够小，使得每个体素可认为是均匀的，其吸收系数为常值，如图6-2所示。

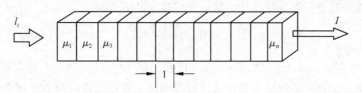

图6-2 X线透射多个小单元组织

当入射X线强度为 I_0 时，透过第一个体素的X线强度 I_1 为：

$$I_1 = I_0 e^{-\mu_1 d} \tag{6-1}$$

式中 μ_1 是第一个体素的吸收系数。对于第二个体素来说，I_1 就是入射的X线强度。设第二个体素的吸收系数为 μ_2，X线经第二个体素透射出的强度 I_2 为：

$$I_2 = I_1 e^{-\mu_2 d}$$

将 I_1 的表达式代入上式，有：

$$I_2 = (I_0 e^{-\mu_1 d}) e^{-\mu_2 d} = I_0 e^{-(\mu_1+\mu_2)d}$$

经过第三个体素的投射出的强度为 I_3：

$$I_3 = I_2 e^{-\mu_3 d} = I_0 e^{-(\mu_1+\mu_2+\mu_3)l}$$

$$\cdots$$

最后，依次代入各式，消除中间项 I_1、I_2、I_3 等，得第 n 个体素透射出的X线强度 I 为：

$$I = I_n = I_0 e^{-(\mu_1+\mu_2+\cdots+\mu_n)d} \tag{6-2}$$

等式两边取对数，化简得：

$$\mu_1 + \mu_2 + \cdots + \mu_n = -\frac{1}{d}\ln\frac{I}{I_0} \tag{6-3}$$

表示为求和形式：

$$\sum \mu_i = \frac{1}{d}\ln\frac{I_0}{I_n} = P \tag{6-4}$$

此处的 P 值称为投影，意为X线投射过该路径后得到的相对强度值。因为矩阵较小，所以可以使用累加来离散表示吸收系数分布，不必使用积分表示。在简化的情况下看，得到 P 值，就可以建立一个 n 元一次方程，只要能获得足够多的方程，即可求解出 n 个X线通过路径上的吸收系数，得到肢体成像区域的吸收系数二维分布并获得影像。CT 成像系统通过从不同方向上进行多次 X 线投射，即扫描，来获取足够的方程联立求解吸收系数。

早期 CT 因为影像矩阵较小，可使用方程联立求解吸收系数。但随着 CT 影像清晰度的提高，影像矩阵往往大于等于 512×512，显然采用方程联立法时求解的矩阵过大，运算量惊人，因此该方法已不再应用于现在的 CT 系统。

（二）迭代法

迭代法是使用多次迭代运算逐步逼近吸收系数真实值的重建方法，广泛应用于 CT、PET 等断层成像系统。迭代先假设一个近似影像，将近似影像（吸收系数的二维分布）进行理论计算得到投影值与实际扫描组织获得的投影值进行比较，并采用迭代的方法不断修正逼近，按照某种最优化准则寻找最佳求解。

迭代法的优点在于计算量相对简化，在迭代过程中可以将校正因子包含进最优化准则中，方便进行衰减校正，降低伪影。常用的迭代重建算法有代数重建迭代（algebraic reconstruction technique，ART）、同时迭代、最大似然法等。

代数迭代包括加法迭代和乘法迭代，加法迭代算法的公式为：

$$\mu^{N+1}(i,j) = \mu^{N}(i,j) + \frac{P_k(\theta) - R_k(\theta)}{M_k(\theta)} \tag{6-5}$$

式中 $\mu^{N+1}(i,j)$ 与 $\mu^{N}(i,j)$ 表示第 $N+1$ 次迭代和第 N 次迭代，$P_k(\theta)$ 表示某一角度照射组织获得的实际投影值，$R_k(\theta)$ 是假设影像在迭代过程中的计算投影值，$M_k(\theta)$ 是射线束穿过的体素个数。乘法迭代是对加法迭代的改进，其迭代公式为：

$$\mu^{N+1}(i,j) = \mu^{N}(i,j) \cdot \frac{P_k(\theta)}{R_k(\theta)} \tag{6-6}$$

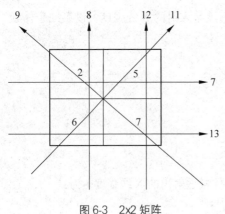

图 6-3　2×2 矩阵

某些 CT 系统中，将反投影法同迭代法相结合，可以综合二者的优点。

这里采用一个简单的 2×2 矩阵及其投影来说明迭代过程（图 6-3）。

图中数值为真实组织的吸收系数和投影值，我们可以得到组织在 6 个方向上的真实投影值。现在根据真实值迭代求解原始 4 个像素的吸收系数，可以最先假设各像素值均为 0，计算其 6 个投影，并与真实投影值进行比较，按照式（6-5）计算真实投影和假设投影之差，并将差值除以每条线上的两个单元，再加到每个像素中，或按照乘法迭代计算。具体计算过程这里不再赘述。

二、傅里叶变换法与反投影法

（一）二维傅里叶变换法

傅里叶变换法是应用 Radon 理论和中心切片理论进行吸收系数求解的重建方法，因此也叫直接求解方法。傅里叶变换法采用积分式描述投影函数 P，设 $f(x)$ 是沿着 X 线束路径，随 x 连续变化的物体吸收系数，是 x 的函数。X 射线穿过非均匀物体获得投影的形式可写为：

$$P = \int_{-\infty}^{+\infty} \mu(x)\mathrm{d}x = -\ln\frac{I}{I_0} \tag{6-7}$$

式中 P 是对连续函数 $\mu(x)$ 变化的积分，重建影像的过程即是由 P 求解吸收系数分布函数 $\mu(x)$ 的过程。

由于人体断面影像的建立是二维影像的计算过程，需要将这一体层平面设定在直角平面坐标系（$X\text{-}Y$ 坐标系）中。在体层平面上每一点的吸收系数是坐标 (x, y) 的函数，设为 $\mu(x, y)$。当 CT 进行扫描时，X 线束是围绕着体层平面的中心点进行平移或旋转的，X 线的投影 P 也总是与 X 线束路径 L 有关。为此，我们引进一个新的坐标系，极坐标 $R\text{-}\theta$ 来描述 X 线束路径 L 的位置和角度。设 X 线束路径 L 到坐标中心 O 的距离为 R，与 y 轴夹角为 θ，则 X 线束路径 L 的直线方程为：

$$x\cos\theta + y\sin\theta = R$$

或

$$x\cos\theta + y\sin\theta - R = 0 \tag{6-8}$$

式中 θ 可以在 $0\sim 2\pi$ 之间变化，R 从中心点至被测人体体面最大外缘间变化。

X 线的投影是随着扫描方向和穿过路径的不同而变化的，经过坐标变换后，X 线束穿过吸收系数为 $\mu(x, y)$ 的物体，变换到 $R\text{-}\theta$ 坐标平面上的投影是关于自变量 (R, θ) 的函数，记为 $P(R, \theta)$。当在某一 θ 角度时：

$$P_\theta(R,\theta) = \iint \mu(x,y)\mathrm{d}x\mathrm{d}y \tag{6-9}$$

实际成像时，系统扫描物体获得足够多投影函数后，求解 $\mu(x, y)$ 的过程依据于中心切片理论，是由 Radon 关于投影重建影像理论中的一个核心部分演化得来。

中心切片理论定义是：沿某一角度方向的投影函数 $P_\theta(R, \theta)$ 的一维傅里叶变换的结果，就是密度函数 $f(x, y)$ 的二维傅里叶变换函数在同样角度下过原点的直线上的值。

密度函数 $f(x, y)$ 的二维傅里叶变换为：

$$F(u,v) = \iint f(x,y)\mathrm{e}^{-\mathrm{j}2\pi(ux+vy)}\,\mathrm{d}x\mathrm{d}y$$

式中 x、y 为空间直角坐标系的坐标，$f(x, y)$ 为二维影像的吸收系数，u、v 为傅里叶空间频率坐标系的坐标。若空间频率坐标用极坐标来表示，即 $F(u, v) = F(\rho, \beta)$，其中：

$$\begin{cases} u = \rho\cos\beta \\ v = \rho\sin\beta \end{cases}$$

则二维傅里叶变换式可写为：

$$F(\rho,\beta) = \iint f(x,y)\mathrm{e}^{-\mathrm{j}2\pi\rho(x\cos\beta + y\sin\beta)}\,\mathrm{d}x\mathrm{d}y \tag{6-10}$$

要得到扫描直线为到原点的距离为 R，与 y 轴夹角为 θ 的路径 l 的表示，可以利用狄拉克函数（δ-函数）的筛选性质，即 $f(x, y)\,\delta(x\cos\theta + y\sin\theta - R)$ 为路径 l 的吸收系数分布，其投影值表示为

$$P_\theta(R,\theta) = \iint f(x,y)\delta(x\cos\theta + y\sin\theta - R)\mathrm{d}x\mathrm{d}y$$

按照中心切片理论，影像在某一 θ 角度上投影的傅里叶变换正好等于该影像吸收系数 $f(x, y)$ 二维傅里叶变换形式在相同角度（$\beta = \theta$）直线上的值。如果将所有角度投影值的一维傅里叶变换，

$$F(\rho,\theta) = F\{P_\theta(R,\theta)\} \tag{6-11}$$

并填满整个极坐标平面，再改为空间直角坐标，将完整的 $F(\rho, \beta)$ 转化为 $F(u, v)$ 表示，就等同于得到衰减系数 $f(x, y)$ 分布的二维傅里叶变换，再由二维傅里叶反变换即可得重建原影像的吸收系数分布函数，有：

$$f(x,y) = \iint F(u,v)\mathrm{e}^{\mathrm{j}2\pi(ux+vy)}\,\mathrm{d}u\mathrm{d}v \tag{6-12}$$

以上即 CT 影像重建的二维傅里叶变换法，其信号处理过程如图 6-4 所示。

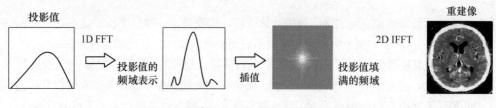

图 6-4　二维傅里叶变换法重建的信号处理过程

　　二维傅里叶变换法按照中心切片理论进行重建，算法严谨，重建结果准确，但需要进行两次二维傅里叶变换，计算量大，耗费时间，不利于快速扫描成像；此外，在极坐标形式的数据转换为直角坐标形式表示时，需要进行插值，这也增大了运算量。在 CT 的扫描技术由单束改为扇形束，并向更快速的螺旋扫描方向发展时，傅里叶算法已不适应设备的发展，不再使用。但它仍是理解 CT 影像重建最直观的算法之一。

（二）反投影法

　　反投影法（back projection，BP）包括基本反投影法、滤波反投影法（filtering back projection，FBP）、卷积反投影法等，应用比较普遍的是滤波反投影法。反投影法的基本原理是将投影数值 P 按其原扫描路径反方向投影，将值平均分配到每一个体素中，各个投影在影像处进行叠加，从而推断出原影像。

　　设被测人体断面上器官或组织的吸收系数分布为 $f(x, y)$，X 线束扫描时在某一 θ 角度方向的投影表示为：

$$P_\theta(R, \theta) = \iint f(x, y) \delta(x\cos\theta + y\sin\theta - R) \mathrm{d}x\mathrm{d}y$$

则在 θ 角度的反投影可表示为：

$$b_\theta(x, y) = \int_{-\infty}^{+\infty} P_\theta(R, \theta) \delta(x\cos\theta + y\sin\theta - R) \mathrm{d}R \tag{6-13}$$

式中的 $b_\theta(x, y)$ 是由 $P_\theta(R, \theta)$ 沿反方向进行反投影所产生的吸收系数，δ 函数起筛选角度作用。将上式全部角度上的反投影值相加，即对应 θ 从 0 变化到 π 所有反投影值加在一起，可得到影像重建的吸收系数分布为：

$$f_b(x, y) = \int_0^\pi b_\theta(x, y) \mathrm{d}\theta = \int_0^\pi \mathrm{d}\theta \int_{-\infty}^{+\infty} P_\theta(R, \theta) \delta(x\cos\theta + y\sin\theta - R) \mathrm{d}R \tag{6-14}$$

重建影像后组织的吸收系数 $f_b(x, y)$ 与实际的吸收系数 $f(x, y)$ 不完全相同，需要进行滤波。滤波后达到与实际物体一定的近似程度，可以认为得到重建影像。

　　反投影法存在着缺点，即只有反投影数量越多，重建影像才会越接近于真实断面。但反投影毕竟是有限个，这就会在影像上呈现出星形伪影，造成影像边缘处的不清晰，如图 6-5 所示。利用反投影法重建影像，必然存在使得重建影像的边缘部分模糊不清的环形伪影，只有通过滤波的方法来改善。

　　滤波反投影法通过卷积滤波因子的方法修正模糊伪影。反投影重建影像的吸收系数 $f_b(x, y)$ 可描述为：

$$f_b(x, y) = f(x, y) ** \frac{1}{r} \tag{6-15}$$

式中 $**$ 表示二维卷积。反投影的吸收系数 $f_b(x, y)$ 与实际的 $f(x, y)$ 之间存在一个 $\dfrac{1}{r}$，$\dfrac{1}{r}$ 称

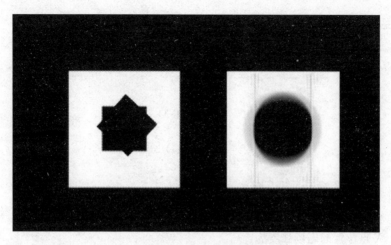

图 6-5　反投影法重建影像的边缘失锐

为模糊因子，是造成影像边缘模糊的主要原因。

消除模糊因子的影响，可以采取对每一投影的傅里叶变换值用 $|\rho|$ 加权，$1/|\rho|$ 是 $\dfrac{1}{r}$ 的傅里叶变换形式，即：

$$f(x,y) = \int_0^\pi \mathrm{d}\theta \int_{-\infty}^{+\infty} F_1\{P_\theta(R,\theta)\}\,|\rho|\,\mathrm{e}^{\mathrm{j}2\pi\rho(x\cos\theta+y\sin\theta)}\,\mathrm{d}\rho \tag{6-16}$$

这就是滤波反投影方法，即用投影的一维傅里叶变换 $F\{P_\theta(R,\theta)\}$ 与一维滤波函数 $|\rho|$ 进行有效的滤波，消除 $\dfrac{1}{r}$ 因子的干扰，再经反傅里叶变换、反投影叠加来重建影像。

滤波反投影算法可以较好地校正普通反投影算法的模糊伪影。相对于二维傅里叶变换法，滤波反投影法只需做一维傅里叶变换，运算量减少，提高了重建速度。

无论是方程求解、迭代、傅里叶变换还是反投影方法，都在 CT、MRI、PET 算法的发展过程中起到了重要的作用。随着信息技术的飞速发展，目前断层成像系统常用的重建算法是各种改进后的反投影方法或者迭代与反投影相结合的算法。对于 CT、MRI 生产厂商来说，重建算法一般都作为技术核心加以保密，但其核心内容仍是以上述方法作为基础发展改进而来。

在本章的实验中，我们将基于 Matlab 进行 CT 的反投影重建实验。

第 2 节　磁共振影像重建

磁共振影像重建的基本方法类似于 CT，也存在傅里叶变换法等。但由于磁共振成像原理与 CT 不同，而且磁共振重建方法与磁共振的扫描序列、图像类型等有相关性，致使磁共振的影像重建要复杂得多。近几十年中，很多学者在不断提出新的磁共振重建方法或改进现有算法。同时，磁共振功能成像、波谱成像等技术飞速发展，磁共振重建算法的多样性也更加凸显。

一、直接傅里叶重建

磁共振成像过程中，原始数据 k 是我们常说的 K 空间数据，是一个空间频率域，影像重建实际就是进行傅里叶反变换的过程。

设磁共振成像中样品或被检组织产生的磁共振现象中主要产生信号的横向磁矢量为 $M_{xy}(X)$，

三个方向的梯度场强记为 $G(t)$：

$$G(t) = G_x(t)i + G_y(t)j + G_z(t)k \tag{6-17}$$

则，给定位置的质子拉莫儿进动相位是进动频率对时间的积分，则在 X 点处，质子进动相位 $\phi(t)$ 为：

$$\begin{aligned}\phi(t) &= \int_0^t (-\gamma G(s)) \cdot x \mathrm{d}s \\ &= \left(-\gamma \int_0^t G(s)\mathrm{d}s\right) \cdot x\end{aligned} \tag{6-18}$$

设式中 $k(t) = \dfrac{\gamma}{2\pi} \int_0^t G(s)\,\mathrm{d}s$，则

$$\phi(t) = -2\pi k(t) \cdot x$$

在 t 时刻，X 点位置的磁场强度为：

$$M_{xy}(t, X) = M_{xy}(X)\mathrm{e}^{-\mathrm{i}2\pi k(t) \cdot X} \tag{6-19}$$

其中 $M_{xy}(X)$ 表示初始的磁场强度。

磁共振接收线圈中会接收到磁场变化所产生的信号，由于接收线圈是得到整个样品或被检区域的信号 $S(t)$，所以应按照积分式计算信号值：

$$S(t) = A \int_X M_{xy}(X)\mathrm{e}^{-\mathrm{i}2\pi k(t) \cdot x}\mathrm{d}x \tag{6-20}$$

这样，得到的信号是 $S(t)$，需要求解的是 $M_{xy}(X)$ 的空间分布。这种过程类似于求解 CT 的吸收系数，仅需要对上式进行傅里叶反变换即可得到影像。在实际计算中，考虑到影像是二维信号分布，需要将上式改为对信号的二重积分。1988 年，Maeda 等人简化了计算公式，从理论上证明了直接 FT 重建 MRI 影像的公式为：

$$S(x, y) = \sum_{n=1}^N M(u, v)\exp[\mathrm{j}2\pi(xu_n + yv_n)]W_n \tag{6-21}$$

式中 $m(x, y)$ 为重建图像，$M(u, v)$ 为空间的采样数据，W 为加权函数，用于补偿不均匀的采样密度，N 为采样点总数。利用上式即可直接重建出影像。这种算法不需要卷积函数，因而，不存在图像振幅调制问题，重建误差较小；而且具有并行运算的结构，易于实现并行算法。但是，直接傅里叶重建法计算时间太长，单幅图像计算就需要几个小时。

磁共振影像重建方法与 K 空间数据填充方式密不可分，传统的相位编码采用的是笛卡儿网格采样，即在 K 空间中等间隔均匀采样，这样采样到的数据可以直接利用 FFT 变换得到重建影像，重建算法简单，但是采集时间太长。考虑 MRI 图像表示的是自旋密度的空间分布，理论上是一个实数函数，由傅里叶变换的对称性，只需要采集 K 空间一半的数据，另外一半数据通过共轭对称得到。这样就可以减少一半的相位编码步数。这就是常说的半傅里叶采集。

但实际 MRI 系统中磁场不可能完全均匀稳定，通常采用的方法是在 K 空间的低频部分进行对称采集，高频部分进行非对称采集，将采集到的高频部分的数据共轭对称和相位校正之后得到整个 K 空间数据，利用 FFT 重建影像。

在本章的实验十三中，我们将利用 FFT 方法对磁共振进行实验影像重建。

二、其他重建方法

基于对磁共振快速成像的需要，即缩短数据采集时间、降低对梯度系统硬件性能的要求、增强抗运动伪影的能力，就要设计不同的 K 空间采样轨迹。因此，新的采样方法层出不穷，如螺旋

采样、不规则采样等。相应的重建算法也有所改进。

（一）查表法

为了提高直接傅里叶重建算法的速度，Dale 等人于 2001 年提出了查表法（look-up table，LUT），该算法通过保存一个预先计算好的权系数表，描述每一个采样数据点对整个重建图像的影响，以后对于同类采样轨迹只需直接查表就可以进行直接傅里叶重建，但是该算法需要海量的存储空间，一般系统难以实现。

（二）等相位线算法

钱勇先等提出等相位线算法（equal phase line，EPL）以加快直接傅里叶变换重建算法的速度。EPL 法沿着等相位线计算采样点对图像的贡献。一个采样数据点对位于同一条等相位线上的像素有相同的贡献。因此，只有若干条等相位线需要计算，大大地减少直接 FT 重建的计算量。EPL 法的运算速度与 LUT 法相当，但不需要大量的内存来存储系数。

（三）网格化算法

1969 年，Mathur 把空间频率平面划分为等间隔的直线网格，给每一个网格单元的中心赋一个值，该值等于落在单元内的全部数据之和。将二维 FFT 用于网格中心的数据点，以获得所需要的图像。目前，不规则采样轨迹磁共振图像重建主要利用网格化算法实现。

实验十一　平行束反投影、扇形束反投影的 CT 影像重建

（一）实验目的

1. 用 Matlab 实现模拟 CT 投影数据采集、平行束反投影重建和扇形束反投影重建；
2. 掌握反投影重建的方法、步骤；
3. 掌握 Matlab 投影和反投影重建的函数；
4. 掌握投影角度数（步数）与图像质量的关系；
5. 了解掌握 Shepp-Logan 数字体模的使用。

（二）实验器材与设备

计算机或图形工作站、Matlab、CT 断层影像、Shepp-Logan 数字体模图像。

（三）实验方法与步骤

在 CT 的成像原理中我们学习到：CT 的扫描方式有平行线束式和扇形线束式，或者说平移-旋转扫描方式和旋转-旋转扫描方式。Matlab 的 image processing 工具箱中有 radon、iradon 和 fanbeam、ifanbeam 两组函数，可以分别进行对仿真体的投影数据采集和反投影重建；其中 radon、iradon 是对对象进行平行直线束投影、重建，fanbeam、ifanbeam 是进行扇形束投影、重建。函数提供多种参数选择，如影像和体模的灰阶、投影角度个数、投影角度间隔、重建影像的矩阵等。函数的具体功能可参看相关 M 文件。

1. 先选取一幅实际 CT 颅脑断层影像，进行两种投影实验，获得投影数据影像和重建影像。进行影像的重建必须要有实际的投影值函数，也就是在固定某一个投影角度上，X 线穿过一个体容积后得到的衰减 X 线强度的空间分布，即 sino 图（CT 值空间分布）。这里为了简化计算，不使用真实的投影函数。采用一个实际的 CT 颅脑断层图像，然后假设影像中像素的灰度值为实际组织体素的 CT 值，则在某一角度的灰度空间分布函数假定为该角度的投影值函数。

用 Matlab 读取和显示一幅实际 CT 颅脑断层影像（影像格式由 DICOM 转换为位图 bmp 格式）；

```
CT= imread ('image_0000.bmp');
```

```
figure, imshow (CT);
```

运行结果如图 6-6 所示。

选定扫描起始角度和间隔：

```
Theta1 = 0: 10: 170;
```

进行 radon 变换，显示投影数据：

```
[R1, Xp] = radon (CT, theta1);
num_ angles_ R1 = size (R1, 2)
N_ R1 = size (R1, 1)
output_ size = maX (size (CT));
figure, imagesc (theta1, Xp, R1)
```

运行结果如图 6-7 所示。

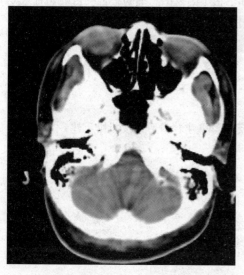

图 6-6　实际 CT 颅脑断层影像

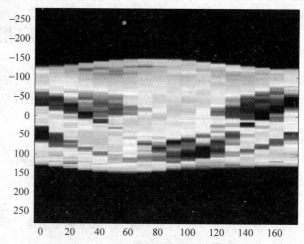

图 6-7　投影值排列显示（sino 图）

进行 iradon 变换，显示反投影重建影像：

```
Dtheta1 = theta1 (2) - theta1 (1);
I1 = iradon (R1, dtheta1, output_ size);
figure, imshow (I1);
```

运行结果见图 6-8 所示。

进行 fanbeam 变换，显示投影数据：

```
D = 285;
dsensor1 = 2;
F1 = fanbeam (CT, D, 'FanSensorSpacing', dsensor1);
[F1, sensor_ pos1, fan_ rot_ angles1] = fanbeam (t, D, ...
                    'FanSensorSpacing', dsensor1);
```

```
figure, imagesc (fan_ rot_ angles1, sensor_ pos1, F1)
colormap (hot)
colorbar
Xlabel ('Fan Rotation Angle (degrees) ')
ylabel ('Fan Sensor Position (degrees) ')
```

运行结果如图 6-9 所示。

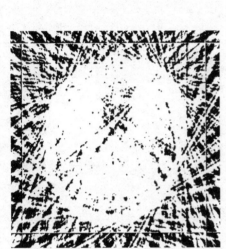

图 6-8　反投影重建结果

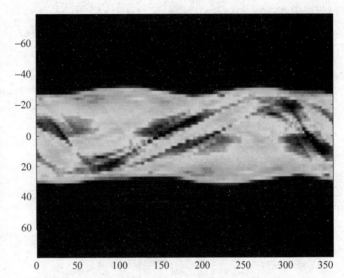

图 6-9　扇形束投影数据排列显示（sino 图）

进行 ifanbeam 变换，显示反投影重建影像；

```
output_ size = Max (size (CT));
Ifan1= ifanbeam (F1, D, 'FanSensorSpacing', dsensor1, 'OutputSize', output_ size);
figure, imshow (Ifan1)
```

运行结果如图 6-10 所示。

2. CT 图像重建过程中，如果数据采集时使用的扫描角度越多，投影值就越多，反投影重建后的图像效果就越好。但对于实际 CT 临床应用来说，扫描角度越多，扫描时间越长，重建计算量越大，被检者受到的辐射量越大。因此，CT 图像采集都要在图像质量和效率、图像质量和剂量之间进行平衡和优化，在图像质量满足诊断要求的情况下，尽可能减少扫描次数和角度，避免不必要的辐射损伤。下面这个例子就反映了投影角度和图像质量的正比关系。

设定一个简单的图像，低密度的正方形中含有一个小的高密度方形，仿真最简单的组织结构。如图 6-11 所示。

图 6-10　扇形束反投影重建结果

```
I = zeros (100, 100);
I (25: 75, 25: 75) = 1;
Figure，imshow (I);
```

设定 180°的投影角度范围：

```
theta = 0: 180;
[R, xp] = radon (I, theta);
imshow (R, [], 'Xdata', theta, 'Ydata', xp, ...
               'InitialMagnification', 'fit')
xlabel ('\ theta (degrees) ')
ylabel ('x''')
colormap (hot), colorbar; g= iradon (R, 1); figure, imshow (g);
```

结果如图 6-12 所示。

设定 90°的投影角度范围：

```
theta = 0: 90;
[R, xp] = radon (I, theta);
imshow (R, [], 'Xdata', theta, 'Ydata', xp, ...
               'InitialMagnification', 'fit')
xlabel ('\ theta (degrees) ')
ylabel ('x''')
colormap (hot), colorbar; g= iradon (R, 1); figure, imshow (g);
```

结果如图 6-13 所示。

设定 45°的投影角度范围：

```
theta = 0: 45;
[R, xp] = radon (I, theta);
imshow (R, [], 'Xdata', theta, 'Ydata', xp, ...
               'InitialMagnification', 'fit')
xlabel ('\ theta (degrees) ')
ylabel ('x''')
colormap (hot), colorbar; g= iradon (R, 1); figure, imshow (g);
```

结果如图 6-14 所示。

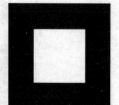
图 6-11　仿真影像

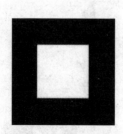
图 6-12　采用 180°的
投影数据重建后的影像

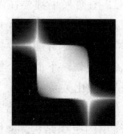
图 6-13　采用 90°的
投影数据重建后的影像

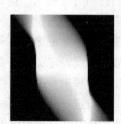
图 6-14　采用 45°的
投影数据重建后的影像

3. Shepp-Logan 数字体模（S-L digital phantom）是用来验证不同重建算法重建质量而设计的一种数字模型，它简单地仿真了人脑 CT 横断位影像的大致密度分布，并设立了几个肿块病灶的仿真形状区域（图 6-15）。使用不同的重建算法，对固定的 Shepp-Logan 体模进行投影数据采集和反投影重建，就可以比较算法之间的图像质量差异。为了灵活使用，Shepp-Logan 数字体模允许在一定程度内改变矩阵大小和灰度范围。随着 CT 技术的发展，为了满足对三维成像和 Z 轴分辨力检测的需要，又出现三维的 Shepp-Logan 体模（图 6-16）。

这里，我们使用 Shepp-Logan 体模再演示一遍反投影法重建。

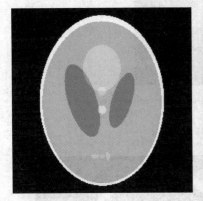 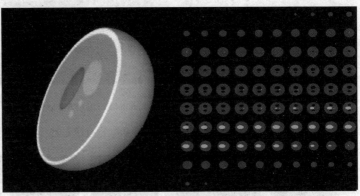

图 6-15　Shepp-Logan 数字体模　　　　图 6-16　3D Shepp-Logan 数字体模

图片来自 http://tomography.o-x-t.com/wp-content/uploads/2008/04/3d-slice1.jpg

读入 256 灰阶的 Shepp-Logan 数字体模：

```
P = phantom (256);
figure, imshow (P);
```

间隔 2°进行采集，采集范围 0~178°：

```
theta = 0: 2: 178;
f= radon (P, theta (1)); imshow (f);% 获得单个角度的投影，如图 6-17 所示；
[R, xp] = radon (P, theta);
% c= [0, 256];
figure, imagesc (theta, xp, R);
colormap (gray); colorbar;
xlabel ('Parallel Rotation Angle - \ theta (degrees) ');
ylabel ('Parallel Sensor Position - x\ prime (pixels) ');
output_ size = max (size (P));
I = iradon (R, 2, output_ size);
figure, imshow (I);
```

投影 sino 图见图 6-17，重建结果见图 6-18。

（四）实验结果与分析

1. 记录获得的各步影像，分析函数所用重建方法；

2. 选用 Shepp-Logan 体模或自己采集一幅 CT 影像进行实验；

3. 在实验各步骤中尝试选用其他参数，比较实验结果；

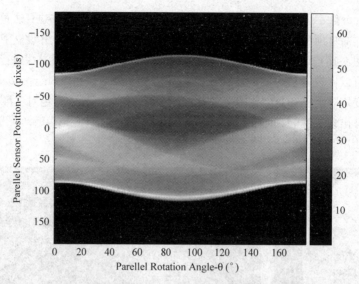

图 6-17　单条投影数据（投影线）和所有投影数据

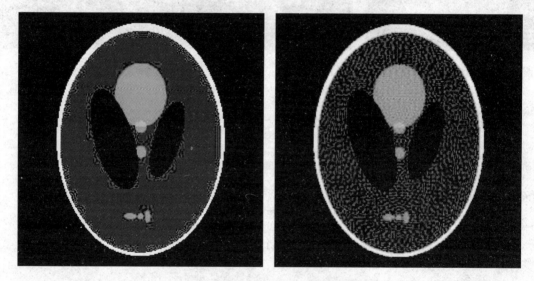

图 6-18　体模和投影后的体模影像

4. 观察投影数据和重建影像，比较重建角度数与质量的关系，分析伪影对影像的影响；

5. 在 Matlab 上生成带有均质圆形的影像，对影像进行实验，观察星形伪影，并设计滤波函数，尝试消除伪影。

实验十二　锥束 CT（cone beam CT）影像重建

（一）实验目的

1. 了解锥束 CT 的成像原理；

2. 了解利用 Matlab 实现锥束 CT 影像重建的过程。

（二）实验器材与设备

计算机或图形工作站、Matlab、锥束 CT 原始数据。

（三） 实验方法与步骤

1. 实验原理与方法　锥束 CT 是近年来发展迅猛的一种 CT 成像装置，因其成像射线束是锥形束而得名。不同于常规 CT 的扇形射线束，锥束 CT 在单角度一次曝光时，射线束在 Z 轴方向（长轴）是具有一定宽度的。因此，在扫描时，射线束始终是一个三维锥形。这就决定了在一个投影角度上得到的投影是二维影像，而不是常规 CT 的一维投影线。也就是说，锥束 CT 在一个扫描角度上就可以获得一幅 X 线透射影像。与射线束相对应的锥束 CT 的检测器也由传统 CT 的二维检测器变为三维检测器。

由于锥束 CT 的这种三维锥形覆盖，可以对被检组织实现无数据遗漏的数据采集。因此，锥束 CT 影像的三维体矩阵一般都具有极高的空间分辨率（可检测最小宽度≤0.1mm），同时进行三维重建后也具有极佳的显示效果。锥束 CT 旋转一周就可以得到传统 CT 连续旋转多周所得到的数据，扫描时间也大大加快。同时，射线利用效率提高，也降低了对被检者的辐射剂量（仅相对于螺旋 CT）。

基于这些特点，锥束 CT 技术发展迅速，目前已经应用于人体头颅、口腔扫描。在动物实验研究中也得到广泛应用。

2. 锥束 CT 数据采集与重建的仿真　锥束 CT 的数据采集和传统 CT 不同，数据重建方式也有所差异，主要体现在锥束 CT 图像在三个方向上的空间分辨率各项同性好，不需要进行较多的 Z 轴矫正，受图像伪影的影响也较小。但由于每个投影均为二维图像，处理过程中复杂度提高。

这里以华盛顿大学 Deshan Yang 博士编写的部分锥束 CT 仿真程序为例，演示锥束 CT 数据采集重建。

计算一个投影数据（一个角度的投影像）：

```
function proj2d = compute_ one_ projection (xs, ys, zs, data3d, psrc, pcdet, su, sv, nu, nv);
% proj2d 为投影数据，即某一角度的投影像；
[xs, ys, zs, data3d] = make_ sure_ positive (xs, ys, zs, data3d);
% xs, ys, zs, data3d 被照体；
vecu = [0 0 1];
vecn = psrc-pcdet; % psrc = [x, y, z], X射线源位置; pcdet = [x, y, z], 检测器中心点位
置；
vecv = cross (vecn, vecu);
vecv = vecv/norm (vecv);
proj2d = zeros (nu, nv, 'double');
us = ( (-nu/2+ 0.5): 1: (nu/2-0.5)) * su/nu; % nu, nv; 检测器像素数；
vs = ( (-nv/2+ 0.5): 1: (nv/2-0.5))* sv/nv; % nu, nv; 检测器像素数；
for ku = 1: nu;
    if mod(ku, 50) = = 0;
        fprintf ('ku= % d (total = % d) \ n', ku, nu);
    end;
    u = us(ku); % v; 沿机架旋转周数；
    for kv = 1: nv;
        v = vs (kv); % u; 垂直机架旋转周数；
        vdec = pcdet + u* vecu + v* vecv; % 检测器像素在三维空间中的位置；
        proj2d (ku, kv) = straight_ line_ integral (xs, ys, zs, data3d, psrc, vdec);
```

```
        end;
end;
```

计算所有投影影像，存入一个文件（output_folder）：

```
function compute_projections (xs, ys, zs, data3d, mode, output_folder)
% 计算所有角度的 proj2d 投影影像，存入一个文件夹；
if ~ exist (output_folder, 'dir');
        mkdir (output_folder);
end;
% 设置检测器，这里按照瓦里安的 Trilogy 直线加速器 On-Board Imager kV imaging
system (OBI) 系统硬件设定，所用数据来源于放疗领域；
su = 300;        % mm（毫米）;
sv = 400;        % mm;

% nu = 768；% 实际检测器面板像素密度；
% nv = 1024;
nu = 384；% 进行 1/2 抽样；
nv = 512;

% X 线源和检测器设定；
SDD = 500；% 检测器距中心轴距 50cm；
SAD = 1000；% X 线距中心轴 100cm；

switch mode
    case 1% case1 为单周锥束 CT；
        Nprj = 360; % 360 个投影角度；
        start_angle = 0;
        delta_deg = 360/Nprj;

        for n = 1: Nprj% 投影步数；
            angle = start_angle + (n-1) * delta_deg;
            angle_rad = angle/360* 2* pi; % 计算投影角度对应的弧度；
            psrc = [cos (angle_rad) * SAD sin (angle_rad) * SAD 0];
            pcdet = [cos (angle_rad+ pi) * SDD sin (angle_rad+ pi) * SDD 0];
            % psrc = [x, y, z], X线源位置，pcdet = [x, y, z] 检测器中心点位置；
            fprintf ('Computing project % d (total = % d), angle = % .1f\ n', n, Nprj,
angle);
            proj2d =
compute_one_projection (xs, ys, zs, data3d, psrc, pcdet, su, sv, nu, nv);
            filename = [output_folder filesep sprintf ('proj_ % d_ % d.mat', n, angle)];
            % 将投影影像存储为 .mat 的多维矩阵数据体；
save (filename, 'proj2d', 'angle', 'angle_rad', 'su', 'sv', 'nu', 'nv', 'SDD', 'SAD', 'delta_
deg', 'start_angle', 'psrc', 'pcdet');
```

将投影数据组合成三维体数据：

```
function [data, info] = load_ all_ projection_ images (folder)
files = dir ( [folder filesep 'proj_ * .mat']);

N = length (files);
datenums = [files.datenum];
[temp, idxes] = sort (datenums);
files = files (idxes);
filenames = {files.name};

fname = filenames {1};
temp = load ( [folder filesep fname]);
dim = size (temp.proj2d);
data = zeros ( [dim N], class (temp.proj2d));
for k = 1: N
    fname = filenames {k};
    fprintf ('Read % d (% d): % s\ n', k, N, fname);
    temp = load ( [folder filesep fname]);
    data (:,:, k) = temp.proj2d;
end
info = rmfield (temp, {'proj2d', 'psrc', 'pcdet', 'angle', 'angle_ rad'});
```

（四）实验结果与分析

了解锥束 CT 的重建基本步骤和方法。

实验十三　MRI 的 K 空间数据采集与影像重建

（一）实验目的

1. 了解核磁共振成像中 2D-FFT 影像重建原理；

2. 掌握应用 Matlab 实现 2D-FFT 影像重建原理的算法仿真。

（二）实验器材与设备

计算机或图形工作站、Matlab、磁共振原始数据。

（三）实验方法与步骤

1. 实验原理与方法　2D-FFT 中的数据采集与存储空间

2D-FFT 影像重建方法中，每个频率编码过程中采集一条信号，离散化采样后作为原始数据填充到存储空间，设采样点数为 N。步进一个相位编码梯度后，再采集一条数据，离散化后存储。如此反复，共进行 M 次相位编码，也称 M 为相位编码步数，如图 6-19 所示。因此，原始数据空间为一个横坐标为频率编码时间、纵坐标为相位编码时间的二维时间矩阵。

通过推导最后可得到上述原始数据的表达式为

$$S[n,m] = A\sum_{n=0}^{N-1}\sum_{m=0}^{M-1}\iint_{x\,y}\rho(x,y)\,\mathrm{e}^{\mathrm{j}(\omega_x m+\omega_x n)}\,\mathrm{d}x\mathrm{d}y \tag{6-22}$$

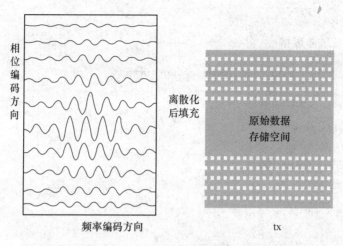

图 6-19　2D-FFT 成像法的数据采集与填充示意图

由此式可得，核磁共振成像所需要的数据 $S[n, m]$ 实际上是对二维空间和二维时间的积分项。原始数据空间以二维时间为坐标，将空间的积分效应包含在每个时间域数据点内。而 K 空间存储则是以二维空间（也是频率）为坐标，将时间的积分效应包含在每个空间域数据点内，因此原始数据空间与 K 空间只是重建核磁共振影像所需数据空间的两种不同存储方式（或者仅为表达方式）。目前的实际数据均以时间域格式进行存储，但 K 空间概念比较适合理解数据的频率与相位参数，因此在后台数据后处理中也经常用到。相对以频率字为坐标的存储方式，以时间为存储空间的原始数据空间又被称为赝 K 空间。

2. 二维影像重建（2D-FFT）　如将频率项 ω_x 和 ω_y 进行离散化，而

$$dx = d(\omega_x/\gamma G_x) = \frac{1}{\gamma G_x}d\omega_x, \qquad dy = \frac{1}{\gamma G_y}d\omega_y \qquad (6-22)$$

代入式（6-22）。仔细观察后，会发现该式是将 $\rho(x, y)$ 进行傅里叶逆变换后得到的，因此将原始数据进行傅里叶变换即可得到 $\rho(x, y)$ 的空间分布，即可得到影像，如图 6-20 所示。

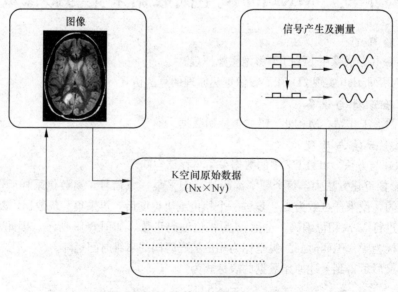

图 6-20　二维傅里叶成像法示意图

3. FFT 函数及 Matlab 的实现　核磁共振傅里叶变换影像重建算法的本质就是二维离散傅里叶变换函数：

$$F(m,n) = \frac{1}{N} \sum_{i=0}^{N-1} \sum_{k=0}^{N-1} f(i,k) e^{-j2\pi(m\frac{i}{N}+n\frac{k}{N})} \qquad (6\text{-}23)$$

式中 $f(i, k)$ 为 K 空间数据函数，$F(m, n)$ 为变换后的影像数据函数。影像的傅里叶变换过程以及影像处理与显示过程可以利用 Matlab 中的离散傅里叶变换函数来完成。

首先获取原始数据：数据文件（后缀名为 fid）、参数文件（后缀名为 par）。得到 K 空间原始数据，命名为 2Dimg。原始数据获取后即可进行算法仿真。数据获取界面如图 6-21 所示，以国产 Niumag NMI20 型小型磁共振成像仪为例，所成像的对象为测试管内的液体样品。测试样品和测试设备如图 6-22 所示。

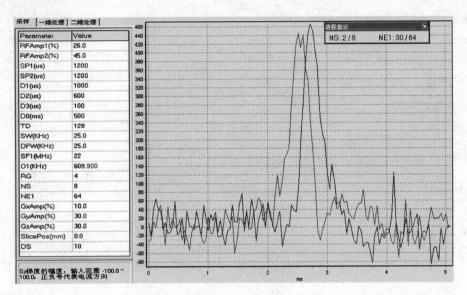

图 6-21　MRI 获取 K 空间数据界面

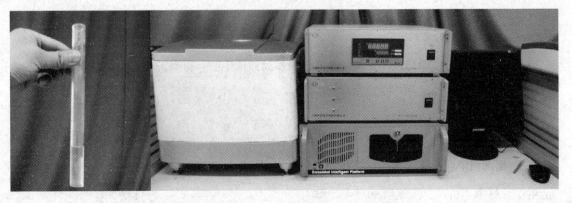

图 6-22　测试样品与 Niumag NMI20 磁共振成像系统

然后启动 Matlab 软件，用 Matlab 读取外部参数文件'2Dimg.par'获取重建所需参数，主要是影像矩阵的行列值等：

```
par= textread ('2Dimg.par', '% s');
```

```
dim1= str2double (par (114)); % 行值;
dim2= str2double (par (159)); % 列值;
```

打开并读取 K 空间数据文件 2Dimg.fid：

```
fid= fopen ('2Dimg.fid', 'r');
re= fread (fid, [dim1, dim2], 'float32', 4);
fclose (fid);
```

K 空间数据文件中数据存储格式为 8 字节浮点数，其中前 4 字节为数据实部，后 4 字节为数据虚部。

打开并读取数据文件 2Dimg.fid：

```
fid= fopen ('2Dimg.fid','r');
fread (fid, 1, 'float32');
im= fread (fid, [dim1, dim2], 'float32', 4);
fclose (fid);
```

组合成复数形式：

```
data= re+ im.* i
```

将 data 排列成方形矩阵，便于做快速 FFT 变换：

```
if (dim1> dim2)
        data (:, [dim2+ 1: dim1]) = 0;
end
if (dim1< dim2)
         data ( [dim1+ 1: dim2],:) = 0;
end
```

取复数的模：

```
k= (abs (data)) ';
imshow (k, []);% 调用影像显示函数;
```

对复数数据进行二维傅里叶变换，并将零频移到频谱中心，得到的仍是复数数据，对这些数据再取模：

```
info= fftshift (fft2 (data));
fig= (abs (info)) '
```

在一幅画面中同时显示 K 空间数据图与最后得到的物体灰度影像：

```
subplot (1, 2, 1);
imshow (k, []);
axis on;
title ('K空间');
subplot (1, 2, 2);
imshow (fig, []);
```

```
axis on;
title ('2D影像');
```

（四）实验结果

1. 导出 K 空间数据的复数形式的文本文档；

2. 导出经过傅里叶变换后得到的数据模的文本文档；

3. 得到 K 空间数据图与最后的灰度影像（图 6-23）。

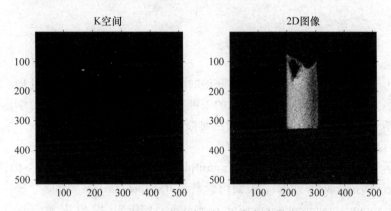

图 6-23　K 空间数据图与空间灰度影像

感谢上海理工大学汪宏志老师和上海纽迈电子科技有限公司提供本试验代码和数据。

（邱建峰）

参 考 文 献

高上凯. 2000. 医学成像系统 ［M］. 北京：清华大学出版社.

李月卿，邱建峰，黄林，等. 2010. 医学影像成像理论 ［M］. 北京：人民卫生出版社.

罗述谦，周果宏. 2003. 医学影像处理与分析 ［M］. 北京：科学出版社.

聂升东，邱建峰，郑建立，等. 2009. 医学图像处理 ［M］. 上海：复旦大学出版社.

容观澳. 2000. 计算机图像处理 ［M］. 北京：清华大学出版社.

汪洪志，张学龙，武杰，等. 2008. 核磁共振成像技术实验教程 ［M］. 北京：科学出版社.

王鹏程，吉强，等. 2007. 医学影像物理学实验 ［M］. 北京：人民军医出版社.

詹应键. 2005. 磁共振成像数据采集与图像重建算法研究 ［硕士学位论文］［C］. 武汉：华中科技大学.

俎栋林. 2002. 核磁共振成像学 ［M］. 北京：高等教育出版社.

JIANG HSIEH. 2001. Computed tomography-principles, design, artifacts, and recent advances ［M］. SPIE PRESS.

MAEDA A, SANO K, YOKOYAMA T. 1988. Reconstruction by weighted correlation for MRI with time-varying gradients ［J］. IEEE Transactions on Medical Imaging, 7 (1)：26-31.

The MathWorks, Inc . 代码中心-文件交换-Shepp-Logan 体模 ［EB/OL］. (1994) ［2010-10］. http：//www. mathworks. com/Matlabcentral/fileexchange/9416-3d-shepp-logan-phantom.

The MathWorks, Inc. Matlabcentral-fileexchange-cone-beam-CT ［EB/OL］. (2011-1-16) ［2010-10］. http：// www. mathworks. com/Matlabcentral/fileexchange/30207-cone-beam-ct-simulation01/16/2011, Deshan Yang, Saint Louis, MO, USA.

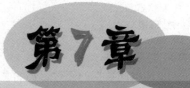

影像三维可视化

  影像三维可视化也称三维重建，是指对获得的数据或二维影像信息进行处理，生成物体的三维结构，并按照人的视觉习惯进行不同效果的三维立体显示。在医学成像及医学影像处理中，影像三维可视化基于医学成像设备获得的大量二维断层影像，如 CT、MRI 等，并按照不同的诊断目的和算法进行显示。

  常见的显示可视化形式有多平面重建（multi-planar reconstruction，MPR）、曲面显示（curved multi-planar reconstruction，CMPR）、表面阴影显示（shaded surface display，SSD）、最大（小）密度投影（maximum/ minimum intensity projection，MIP）、虚拟内镜（virtual endoscopy，VE）等。

  三维可视化尽管显示形式较多，但其根本算法常用的只有两类：面绘制（surface rendering）技术和体绘制（volume rendering）技术。此外，多平面显示和曲面显示属于将三维体视数据进行再切面，并将二维切面影像显示出来的技术形式，因此也称二维重建或影像重排。

第 1 节　面绘制技术

  面绘制实际上是显示对三维物体在二维平面上的真实感投影，就像当视角位于某一点时，从该点对三维物体进行"照相"，相片上显示的三维物体形象。当然目前的面绘制技术要求能实时交互，即提供视角变化时物体的显示，形成可以转动物体在任意视角观察的效果。

  面绘制算法由三维空间均匀数据场构造中间几何图元，如三角体、小曲面等，然后再用传统的计算机图形学技术实现绘制，并加上光照模型、阴影处理，使重建的三维影像产生真实感。表面阴影显示就是面绘制的一种，它能提供更多的物体表面几何信息，给医生以组织整体的结构信息，并较好地描述了不同组织间的解剖关系。但表面阴影显示不能显示物体内部信息和结构，三维体数据的内部数据均被完全遮盖。因此，临床应用时，先对二维影像进行分割，对分割出的感兴趣区域再进行三维重建和面绘制。

  面绘制算法目前有移动立方体法（marching cubes，MC）和 cuberille 算法等，最为常用的是移动立方体法，由 W. Lorensen 等人于 1987 年提出，也被称为"等值面提取"（isosurface extraction），它是面绘制算法中的经典算法，原理较简单，易于实现。

  移动立方体算法描述为：将三维数据网格分成许多体元，根据物体表面特征给出物体等值面的相关阈值，再逐个测试体元的 8 个顶点是否位于等值面，通过线性插值得出体元中位于等值面的点，用连接这些点得到的三角形或多边形来代替立方体，由这些全部的三角形或多边形得到三维数据场的三维表面信息。最后按照某种光照模型计算等值面的显示亮度，并等值面投影显示出来。

第2节　体绘制技术

　　直接由三维数据场产生屏幕上的二维影像称为体绘制算法。这种方法能产生三维数据场的整体影像，包括每一个细节，并具有质量高、便于并行处理等优点。体绘制不同于面绘制，它不需要中间几何图元，而是以体素为基本单位，直接显示影像。体绘制如图7-1所示。

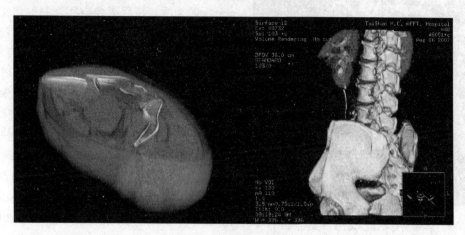

图7-1　三维体绘制示例

一、体绘制方法

　　目前常用的体绘制算法主要研究光线在带颜色、透明的材质中传播的数学算法，这是实际应用尤其是医学应用所要求的。面绘制的三维重建，使医生可以观察到某个脏器或骨骼的外观形态，以及它们相互的解剖位置；但相对于一个三维物体，其内部的信息是没有的，只能观察外表，看不到内部包含和内部的几何关系。而体绘制技术就是力求将感兴趣区域某一三维内的所有的组织（皮肤、骨骼、肌肉等）集中在一幅图中显示，同时重叠或包含的组织之间不是互相完全遮挡的，而是有一定的透明度，医生可以透过某种组织观察其内部，如透过肌肉观察到内部包含的骨骼。因此，物体甚至物体的每一个体元，都要有一个描述其透光程度的量，即透明度。它表示光线可以穿过该物体或体元的程度。用 α 量化表示透明度的反，即阻光程度。如 $\alpha=0$，说明物体 100% 透明；$\alpha=0.5$，说明物体 50% 透明；$\alpha=1$，说明物体不透明。当出现两种组织重叠时，如果上面一种组织有一定的透光性，则由下到上射出的光强中会包含下面一种组织的密度或颜色，并与上面组织的颜色或密度混合。组织重叠时，计算颜色和 α 值的公式为：

$$R = \alpha_S R_S + (1-\alpha_S)R_b \tag{7-1}$$

$$G = \alpha_S G_S + (1-\alpha_S)G_b \tag{7-2}$$

$$B = \alpha_S B_S + (1-\alpha_S)B_b \tag{7-3}$$

$$\alpha = \alpha_S + (1-\alpha_S)\alpha_b \tag{7-4}$$

式中设光线自下而上射出，s 表示上面组织的颜色，b 表示下面组织的颜色，$(1-\alpha_S)$ 表示透明度。

　　在面绘制中，每个等值面片在初次计算时就已经确定，所以用户改变旋转角度或观察视角时，程序只需计算对应像素位置和光线的变化即可。而体绘制中，如果用户旋转视角，显示矩阵中每

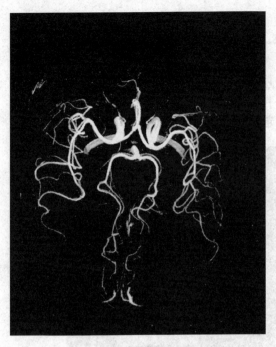

图 7-2　体绘制中的最大密度投影（MIP）

个像素所对应的投影光线都要重新计算路径和显示灰度，因此计算量会较大。所以，体绘制效果和反应速度会受系统软硬件影响。

二、最大（小）密度投影

最大密度投影认为每个三维数据体的体素是一个小的光源。按照图像空间绘制的理论，显示矩阵的像素向外发出射线，沿观察者的视线方向，射线穿过数据场遇到最大光强（最大密度值）时，与最大密度相关的数据值投影在对应的屏幕上的每个像素中形成最终图像。它可以被看作是最简单的一种图像空间体绘制，不需要定义体数据和颜色值间的转换关系。最小密度投影道理相同，但选择最小密度值作为屏幕像素值。

最大（小）密度投影方法能提供较为直观的图像，如图 7-2 和图 7-3 显示效果近似 X 线成像，且计算量小，算法简单，能够实时显示，所以在医学成像领域内被广泛使用，如显示血管的三维结构等。但是，MIP 重建后失去了三维空间信息，图像不能提供给观察者深度概念，也无法描述重叠的结构；重建时投影像素选用最大强度值，致使图像的平均背景强度增大，就会影响观察效果。

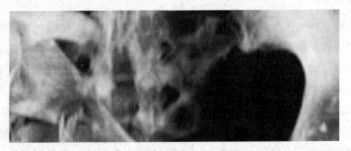

图 7-3　类似 X 线照片的最大密度投影 MIP 效果

MIP 是一种简单、极端的体绘制方法，会将体数据进行二值化处理。光线路径上的像素除了目标灰度值（最大、最小密度值），其余像素全部消隐透明。因此，这时候图像中不会有密度差存在，影像信息仅表述三维空间关系。为了弥补这一缺点，很多时候可以选择 MIP 和 VR 同时显示，这样既可以观察血管形态走向，又可以看到血管和周围包绕组织的相互空间关系。

第 3 节　体数据二维重建

人体的断面显示对于临床诊断的重要性无需多言，即使在三维重建已经广泛应用的现在，二维断面显示也仍是必需的。但很多时候，受成像设备的条件和被检者的自身因素影响，某些组织的断面影像无法获得，如倾斜平面或弯曲平面。这种情况下我们可以借助已有断面生成三维体数据，在三维体数据基础上进行二次截面（切片），通过已有数据模拟出其他的断面或者斜面、曲面，这就是多平面重建和曲面重建。

一般的医学成像系统如 CT，主要产生薄层、连续的横断位影像。因此，MPR 主要从连续横断位影像中产生冠状平面、矢状平面和斜平面。MPR 重建的方法相对三维重建简单很多，一般算法步骤为：

（1）采集二维断面影像序列，对每幅影像进行降噪等预处理。

（2）对影像序列进行简单配准，一般仅对影像进行简单的刚体变换即可。如序列影像尺度不同或涉及不同成像系统，则应进行更准确的对齐配准。

（3）叠加序列影像，生成三维数据体，如有 30 幅 256×256 的影像，则影像顺序生成 256×256×30 的三维矩阵。大多数多平面重建考虑到影像质量问题，还会进行层面间插值，生成实际大于 30 层的影像矩阵。

（4）按照拟生成冠状面、矢状面的层数和间隔，切割三维数据体，显示切面的二维数据，得到二维影像。

MPR 平面不需要是平的，这对血管或骨结构的显示非常有用。曲面重建要显示的就是一个弯曲的线切割三维数据体所得到的断面，弯曲切割线往往要由医生根据诊断要求交互设定（如在横断面上沿某一血管或骨骼设定曲线）算法识别曲线切面与三维体数据的交点，并将交点置于二维平面内显示。

第4节　虚拟内镜

虚拟内镜技术是采用虚拟现实技术，从断层影像序列所组成的体数据中重建出类似于传统光学内镜所看到的空腔器官的内窥效果，并允许进行操作者和观察窗口的交互（图7-4）。它是一种新兴的医学诊断方法，涉及计算机图形学、图像处理、计算机视觉、虚拟现实等多种技术的综合。

相对于传统的内镜技术，虚拟内镜作为一种无创的检查，本质上是一种对被检者断层数据的后处理和三维重建所得到的图像处理效果。但可避免被检者接受侵入式的真实内镜检查，减少了被检者的痛苦。对于空腔组织结构的器官，虚拟内镜观察已经得到广泛应用。在欧美发达国家，虚拟内镜技术已经成为临床例行检查手段。

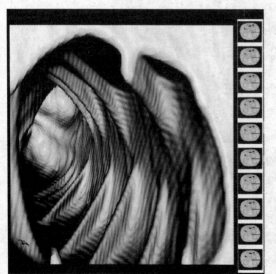

图7-4　虚拟内镜重建

虚拟内镜可以借助面绘制，也可以借助体绘制技术。考虑到对硬件的要求和显示的需要，也可以在某些需要多层次显示特殊区域使用体绘制，简单表面使用面绘制。只是需要注意的是，面绘制所使用的等值面是腔体的内表面。

相比于其他三维可视化方法，虚拟内镜需要额外进行路径的计算（路径规划），这是实现显示效果所必需的。路径选择一般可以采用基于距离变换抽取中心路径，在设定的空腔组织中计算距离两边界等宽的中心线，作为中心路径。另一种方法是拓扑法，对器官抽取骨架，通过对分割出来的器官不断去除最外层像素，直至剩下单像素宽的骨架，并以联通的骨架作为中心路径。此外，随着交互技术的发展，部分软件允许用户自己设定观察路径。

实验十四　MRI 影像的多平面重建

（一）实验目的

1. 掌握用 Matlab 将断层影像序列生成体数据集的方法；
2. 掌握用 Matlab 实现 MRI 的多平面重建的方法。

（二）实验器材与设备

计算机或图形工作站、Matlab、MRI 断层影像序列。

（三）实验方法与步骤

多平面重建是一种二维图像重建方法，使用已有的某一层面影像序列数据生成三维体数据集，然后在另两个断面内生成虚拟的连续切片影像。本实验中，首先使用 cat 函数，将横断位影像序列生成三维体数据集，然后进行数据集的三维仿射变换调整三维矩阵，最后再虚拟切割出冠状和矢状切面影像。

对于 30 幅横断位 MRI 颅脑影像，先进行格式转换，把 DICOM 影像转存为易操作的 BMP 位图文件，然后将各个二维影像分别赋给 a1～a30。如：

```
a1= imread ('d01.bmp');
⋮
a30= imread ('d30.bmp');
a= cat (4, a30, a29, a28, a27, a26, a25, a24, a23, a22, a21, a20, a19, a18, a17, a16,
a15, a14, a13, a12, a11, a10, a9, a8, a7, a6, a5, a4, a3, a2, a1); %生成三维体数据;
montage (a);
figure, montage (a);% 多幅合成画面显示，如图 7-5 所示。
title ('Horizontal Slices'); %命名为'横断位影像序列';
```

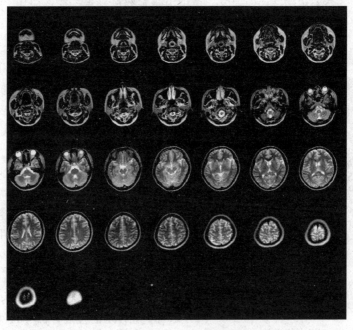

图 7-5　多幅合成画面显示

Sagittal-Raw Data

% 由横断重建出一幅矢状影像，如图 7-6 所示。

```
imshow (a (:,:,:, 3));

[L, map] = gray2ind (a);% 灰度影像转换为索引影像；

montage (L, map);
L = squeeze (L);
M1 = L (:, 100,:,:);
size (M1);
M2 = reshape (M1, [384 30]);
size (M2)
figure,
 imshow (M2, map);
title ('Sagittal - Raw Data');
```

% 使用 maketform 调整矢状位断面影像，如图 7-7 所示。

```
T0 = maketform ('affine', [0 -2.5; 1 0; 0 0]);% 定义一个几何空间变换（仿射）；
imtransform (M2, T0, 'cubic');
R2 = makeresampler ( {'cubic', 'nearest'}, 'fill');% 插值再抽样；
M3 = imtransform (M2, T0, R2);% 二维空间变换；
figure;
imshow (M3, map);
title ('Sagittal - IMTRANSFORM');
```

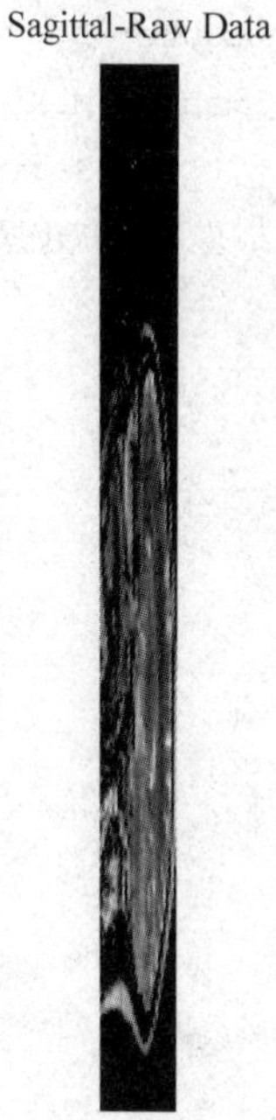

图 7-6　原始矢状
位切层影像

Sagittal-IMTRANSFORM

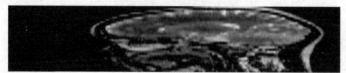

图 7-7　调整后矢状位切层影像

% 使用 tformarry 从横断提取矢状位切层影像，如图 7-8 所示。

Sagittal-TFORMARRAY

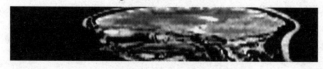

图 7-8　使用 tformarry 获取影像

```
T1 = maketform ('affine', [-2.5 0; 0 1; 68.5 0]);% 定义一个几何变换；
T2 = maketform ('custom', 3, 2, [], @ ipex003, 153);
Tc = maketform ('composite', T1, T2);
R3 = makeresampler ( {'cubic', 'nearest', 'nearest'}, 'fill');
M4 = tformarray (a, Tc, R3, [4 1 2], [1 2], [66 384], [], 0);
```

```
figure;
imshow (M4);
title ('Sagittal - TFORMARRAY');
% 重建矢状位序列并显示，如图 7-9 所示。
```

Sagittal Slices

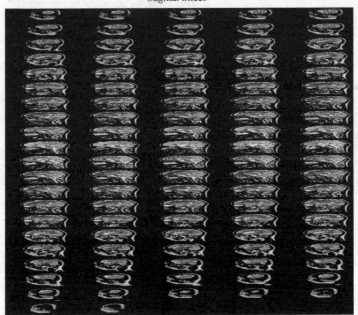

图 7-9　重建的矢状位序列

```
T3 = maketform ('affine', [-2.5 0 0; 0 1 0; 0 0 0.5; 68.5 0 -14]);
S = tformarray (a, T3, R3, [4 1 2], [1 2 4], [66 384 102], [], 0);
figure;
immovie (S, map);
S2 = padarray (S, [6 0 0 0], 0, 'both'); %三维数组填充；
montage (S2);
title ('Sagittal Slices');
% 重建冠状位序列并显示，如图 7-10 所示。
T4 = maketform ('affine', [-2.5 0 0; 0 1 0; 0 0 -0.5; 68.5 0 122]);
C = tformarray (a, T4, R3, [4 2 1], [1 2 4], [80 350 45], [], 0);
figure;
immovie (C, map);
C2 = padarray (C, [20 0 0 0], 0, 'both');
montage (C2);
title ('Coronal Slices')
```

Coronal Slices

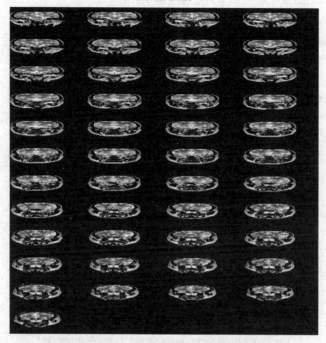

图 7-10 重建的冠状位序列

（四）实验结果与分析

1. 思考如何调整多平面重建的图像尺寸；

2. 思考如何实现倾斜角度的多平面重建；

3. 掌握 Matlab 生成体矩阵、仿射变换和虚拟切层的函数使用。

实验十五 基于 Matlab 的 MRI 的表面绘制

（一）实验目的

1. 用 Matlab 实现 MRI 图像序列的面部三维表面绘制；

2. 掌握面绘制的基本方法步骤；

3. 掌握 Matlab 进行体数据矩阵平滑、插值和建立等值面的常用函数的使用；

4. 了解面绘制光线、视角的使用。

（二）实验器材与设备

计算机或图形工作站、Matlab、MRI 断层影像。

（三）实验方法与步骤

我们使用试验十四所生成的体数据集，拟通过面绘制的方法提取出三维的人面部影像，如图 7-11 所示。

```
[L, map] = gray2ind (a);
L = squeeze (L);% 压缩矩阵维度;
phandles = contourslice (L, [], [], [1, 12, 19, 27], 8);% 获取断面影像的等密度线图;
view (3); axis tight;        % 设置视角;
```

```
set (phandles, 'LineWidth', 2)% 设置对象属性;
Ls = smooth3 (L);% 平滑体数据;
hiso = patch (isosurface (Ls, 6), ...
'FaceColor', [1, .75, .65], ...
'EdgeColor', 'none');% 对等值面绘制后的对象进行贴片;
hcap = patch (isocaps (L, 6), ...
'FaceColor', 'interp', ...
'EdgeColor', 'none');% 对等值点绘制后进行贴片;
colormap (map)
view (45, 30)
axis tight
daspect ( [1, 1, .2])% ; 设定坐标尺度;
lightangle (45, 30);% 设定光源位置;
set (gcf, 'Renderer', 'zbuffer'); lighting phong
isonormals (Ls, hiso)% 计算表面法向量;
set (hcap, 'AmbientStrength', .6)
set (hiso, 'SpecularColorReflectance', 0, 'SpecularExponent', 50)
```

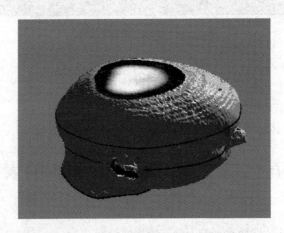

图 7-11 面绘制得到的人脸三维影像

（四）实验结果与分析

1. 更换一个序列影像，实现对应组织的面绘制；
2. 思考层面间隔和重建质量的关系；
3. 掌握 Matlab 中平滑、等值面提取等关键函数。

实验十六 基于 Matlab 的 MRI 血管表面绘制

（一）实验目的

1. 用 Matlab 实现基于 MRI 图像序列的血管表面绘制；
2. 掌握 Matlab 的图像插值方法。

（二）实验器材与设备

计算机或图形工作站、Matlab、MRI 断层影像序列。

（三）实验方法与步骤

对于图像中的某一部分组织进行面绘制三维重建，首先需要进行分割。分割的质量直接影响最后的三维重建质量。分割的具体算法在第 4 章中已有详细叙述，这里不再列举具体代码。

1. 对于拟重建血管的 MRI 影像序列，部分影像我们使用了阈值分割，如图 7-12 所示。

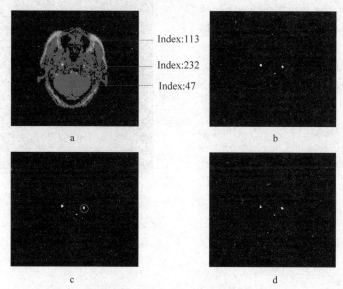

图 7-12　基于阈值的血管分割

a. 原图像；b. 分割图像；c. wiener 滤波图像；d. 中值滤波图像

2. 对组织密度差较小的影像采用基于梯度向量流场（gradient vector flow，GVF）模型的分割，如图 7-13 所示。

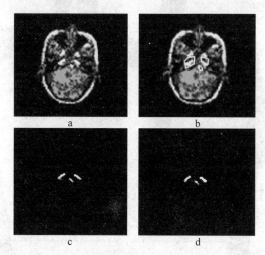

图 7-13　基于梯度向量的血管分割

a. 原图像；b. 人工轮廓；c. GVF 分割；d. 分割后平滑

3. 全部分割结果，如图 7-14 所示。

4. 使用 subvolume 进行血管子数据集的提取，如图 7-15 所示。

```
[B, map] = gray2ind (A);
R3= makeresampler({'cubic', 'cubic', 'cubic'}, 'fill');% 进行多项式插值；
```

```
T3= maketform ('affine', [1.5 0 0; 0 1 0; 0 0 1; 0 0 0]);% 进行仿射变换;
s= tformarray (B, T3, R3, [4 1 2], [4 1 2], [51
302 342], [], 0);% 形成插值后矩阵 s;
L= squeeze (s);
[xyzL] = subvolume (L, [nan nan nan nan nan 51]);
p =  patch (isosurface (x, y, z, L, 9),
'FaceColor', 'red', 'EdgeColor', 'none');
p2 =  patch (isocaps (x, y, z, L, 6),
'FaceColor', 'interp', 'EdgeColor', 'none');
isonormals (x, y, z, L, p);
view (3);
 daspect ( [1 1.4]);
colormap (gray (100));
camva (6);
box on;
camlight (80, 80);
camlight (-40, -20);
lighting gouraud;
```

图 7-14   分割得到的血管序列

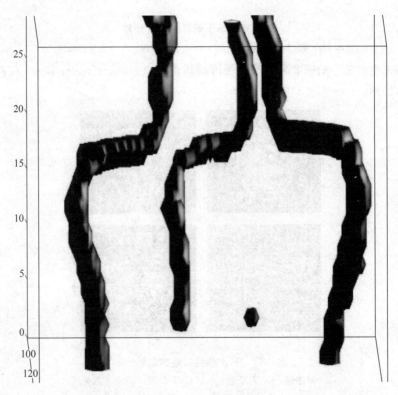

图 7-15   血管序列重建得到的三维面绘制

（四）实验结果与分析

1. 更换一个序列影像，实现血管的面绘制；

2. 改变分割方法，重新进行血管序列的三维重建。

实验十七　基于 MIMICS 的断层影像三维重建

（一）实验目的

1. 使用 MIMICS 实现 CT 图像序列的骨盆表面绘制；
2. 掌握用 MIMICS 实现三维重建的方法。

（二）实验器材与设备

计算机或图形工作站、MIMICS 软件、CT 断层影像。

（三）实验方法与步骤

基于 MIMICS 的 CT 影像集骨盆三维重建。如第 1 章第 2 节"常用影像处理软件"所述，随着断层成像技术的发展，医学影像呈现海量化趋势。三维重建是即时、准确从中提取诊断信息的重要方法，对于医学影像诊断和技术人员来说，使用计算机语言进行逐幅的优化和对体数据进行三维重建，显然已经不太现实。因此，在方便实用的前提下，很多可以进行快速三维影像处理的平台和软件应运而生，帮助我们及时观察被检者三维组织形态并获得诊断信息。

MIMICS 是一种常用的三维影像处理软件，医生仅通过几步操作即可获得三维影像。这里，以 CT 影像集的骨盆三维重建作为实验示例。

（1）在第 1 章实验一"CT、MRI 断层影像数据的采集"最后部分，我们练习了使用 MIMICS 打开一个扫描序列的 CT 骨盆图像（如图 1-13～图 1-15），下面继续进行已读入图像的处理。

单击 MIMICS 主菜单中的 tool 子菜单，在下拉菜单中选择 draw profile line，然后在图中一组软组织和骨骼对比明显的区域画一条 profile 贯穿该区域。随后，软件自动弹出 Profile Lines 的对话窗口，同时窗口中出现 profile 的密度投影，如图 7-16 所示。

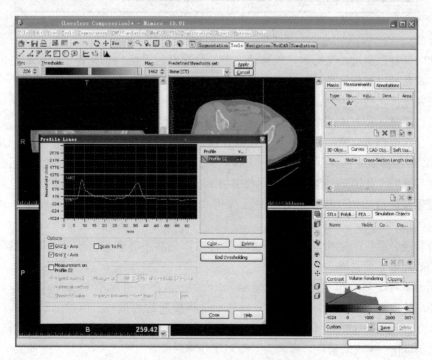

图 7-16　MIMICS 体层影像阈值选取

（2）单击 End thresholding，软件根据密度投影自动计算一个合适的阈值范围，并在投影窗口中用阈值线标识。如图 7-16 中，自动默认阈值为［226，1462］。单击 Close 关闭对话窗口，并在主菜单栏下方对话框中选择 Apply（应用）。在软件界面右上角的 Mask 栏中会出现新蒙片标记。为表示方便，将其命名为"初始骨盆蒙片"，同时图中体数据里，符合阈值范围的像素将标识成蒙片设定的颜色。如图 7-17 所示。

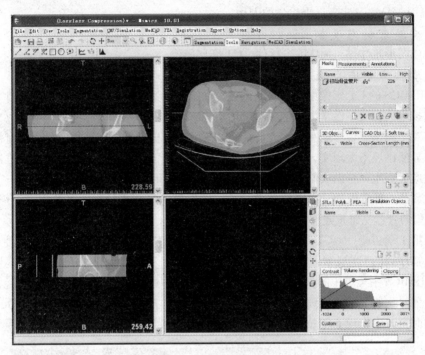

图 7-17　MIMICS 蒙片设定

（3）此时，可以通过观察影像，或移动三个方位视窗的手柄，总览各个方位切层的骨盆分割标识情况。观察可以发现，骨盆的边缘并未完全标识出来，骨盆内部的结构标识也不全。内部的骨松质由于灰度低，很多未被蒙片选中。

这时可以通过 3 种方式调节蒙片。首先，调整蒙片属性。微调蒙片的上下阈值。其次，在图像右下角对比度中调节窗宽、窗位，在增强对比度后，重新选定合适的阈值。第三，是在主菜单 segmentation 中选择 edit mask，然后选择 draw，将画笔的长宽设置到合适尺寸，然后在每幅图像中对蒙片进行修补。如图 7-18 所示。虽然修补方式比较繁琐，但重建效果是最佳的。如果需要对生成的三维影像进行实体建模，进行有限元分析或辅助诊断，则修补方式可以得到最好的实体模型。

（4）对修改合适后的蒙片予以保存。如果蒙片表面仍然不够理想，还可以进行基于区域生长和形态学的处理来平滑去噪，优化蒙片。

选定初始蒙片，然后单击主菜单中的 segmentation，在下拉菜单中选择 Morphology Operations。在弹出的窗口中选择 dilate（膨胀）操作，选择膨胀的程度——像素个数（number of pixel）、8 邻域或 26 邻域，如图 7-19 所示。也可根据实际情况选择腐蚀、开运算或闭运算。确认各参数后，单击 Apply，生成新蒙片，命名为"形态学计算后蒙片"。

选定新蒙片，然后单击主菜单中的 Segmentation，在下拉菜单中选择 Calculate 3D。在弹出窗口中选择 high（高重建质量），单击 Calculate。如图 7-20 所示。

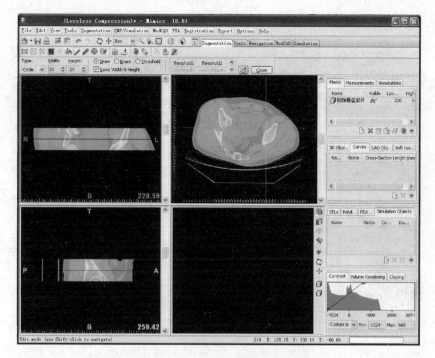

图 7-18　MIMICS 蒙片修改

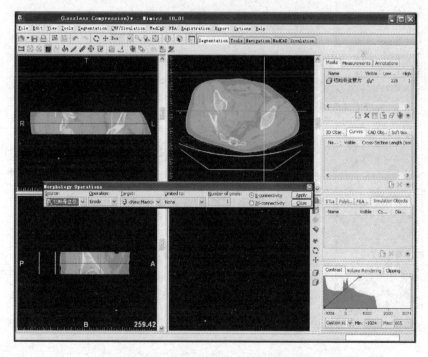

图 7-19　MIMICS 蒙片的形态学计算

　　经过一定时间的软件计算后，在右下角的视窗中会出现基于面绘制的骨盆三维影像。如图 7-21 所示。可以进行一系列旋转缩放等操作，也可以将整体容积合并绘制，以便进行三维组织观察。如图 7-22 所示。

　　任何连续的切层影像（需要进行空间配准）在可允许的层面间隔范围内都是可以进行三维重

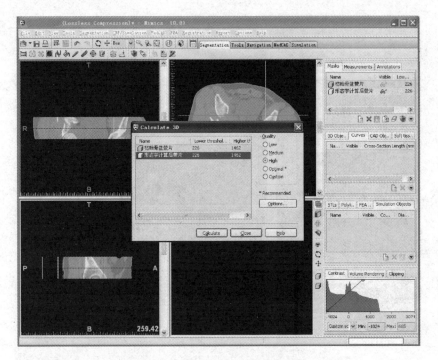

图 7-20　MIMICS 蒙片的三维重建

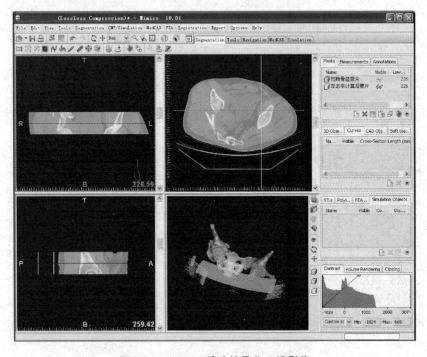

图 7-21　MIMICS 重建的骨盆三维影像

建的，在技术上都允许获取体数据，并进行各种形式的三维空间形态观察。因此，不光 CT、MRI、超声和核医学影像，激光共聚焦产生的微观细胞断层像、OCT 产生的眼底连续断层像、基于组织切片的连续数字图像等也可进行三维重建，重建技术并无太大差异。

　　如图 7-23 的三图所示，分别为基于激光共聚焦的细胞三维重建和基于 OCT 的人眼眼底、鼠眼

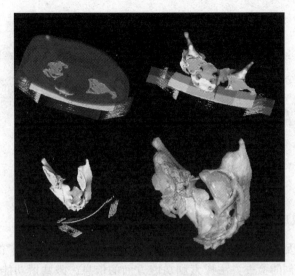

图 7-22　MIMICS 骨盆三维重建与容积绘制

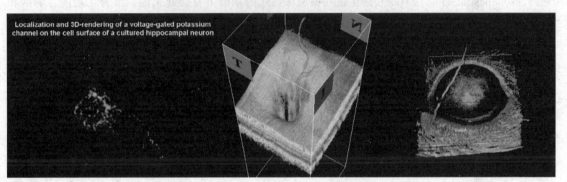

图 7-23　MIMICS 三维重建与容积绘制示例

眼前节三维重建。

（四）实验结果与分析

1. 更换一个序列影像或更改一种影像模式，实现某种组织的三维重建；
2. 分析三维重建层数、层间隔与图像质量的关系。

（邱建峰　张光玉）

参 考 文 献

樊铁栓. 2012. 核医学与核技术网上合作研究中心——医学数字信号与图象处理［EB/OL］. （2012-2）
［2011-04］http：//pst. nst. pku. edu. cn/teaching/nuclear_medicine/nuclear_medicine. htm.

罗述谦，周果宏. 2003. 医学影像处理与分析［M］. 北京：科学出版社.

聂升东，邱建峰，郑建立，等. 2009. 医学图像处理［M］. 上海：复旦大学出版社.

容观澳. 2000. 计算机图象处理［M］. 北京：清华大学出版社.

田捷. 2003. 集成化医学影像算法平台理论与实践［M］. 北京：清华大学出版社.

王鹏程，吉强. 2007. 医学影像物理学实验［M］. 北京：人民军医出版社.

The MathWorks，Inc. Matlab Documentation Center［EB/OL］. （2009-12）［2010-04］. http：//www. math-
works. cn/cn/help/Matlab/index. html.

第8章

医学功能影像分析

一、功能磁共振成像原理

随着磁共振技术以及脑神经科学的发展，人们对神经系统的研究已不仅局限于解剖定位，更多的是通过磁共振等无创的检查方法探索脑功能方面的信息。磁共振功能成像（functional magnetic resonance imaging，fMRI）是在磁共振成像技术的基础上发展起来的，结合了功能、解剖和影像三个方面的成像技术，为磁共振诊断从单一形态学研究到与功能相结合的系统研究提供了有力的技术支持。磁共振功能成像具有无创伤性、无放射性、较高的时间和空间分辨率、定位脑功能区等特点，近年来被广泛应用于神经科学、脑科学的各个领域。

fMRI 是指利用磁共振成像技术对人体（或动物体）的功能进行研究和检测。1990 年，美国 Bell 实验室 Seiji Ogava 等报告了血氧的效应：大脑皮质的微血管中的血氧变化会引起局部磁场的均匀性的变化，从而引起 NMR（nuclear magnetic resonance）信号强度的变化，称为血氧水平依赖（blood oxygenation-level dependent，BOLD），从而为功能磁共振成像研究奠定了理论基础。

BOLD-fMRI 是目前最常用的 fMRI 技术，其基础是根据神经元活动对局部氧耗量和脑血流影响程度的不同，引起磁场性质的变化，导致磁共振信号的变化。具体为：血红蛋白包括氧合血红蛋白和脱氧血红蛋白，这两种血红蛋白在磁场中有完全不同的磁性质，氧合血红蛋白的磁特性与组织接近，是抗磁性物质，所以不会影响弛豫过程；而脱氧血红蛋白中的铁离子有 4 个不成对电子，可产生横向弛豫缩短效应，是顺磁性物质。脱氧血红蛋白能在其周围的水质子间建立起小的局部磁场，使得组织毛细血管出现非均匀性磁场，该不均匀磁场可加快质子失相位，从而缩短了 T_2^*（$T_2^* = T_2 +$ 磁场不均匀引起的时间差）弛豫时间，引起 T_2 加权像信号减小。当脱氧血红蛋白浓度增加时可引起局部信号降低，当其浓度降低时则可使磁化率诱导的像素失相位作用降低，引起自旋相干性增加，导致 T_2^* 和 T_2 时间延长，信号升高，使得脑功能成像时功能活动区的皮质显像表现为高信号。人受到一定的刺激时，对应活动的大脑功能区的局部血流量和氧交换会增加，增加的氧超过了细胞代谢所需要的供氧量，结果导致功能区血管结构中的氧合血红蛋白增加，而脱氧血红蛋白相对减少，脱氧血红蛋白的浓度降低使得 MR 信号加强。如果此时利用磁共振的快速高分辨回波序列成像，即可显示这种变化的时空分布，从而识别对应刺激的功能区域，建立刺激响应关系，进而研究大脑的工作机制。

功能磁共振成像技术是对神经活动的间接测量，对认知或情绪行为响应的血氧水平依赖信号接近实时（BOLD 信号存在一定延迟）捕捉，可以分辨执行任务时哪一部分大脑区域更为活跃，当呈现刺激物时引起脑的活动，相应的脑区域被激活，代谢加快，局部血流量和血流容积增加，同时，该部位血液中的氧合血红蛋白与脱氧血红蛋白含量相对增减，引起局部磁化率改变。通过磁共振仪检测得到此种局部磁信号变化的脑活动图像，进而得知该项刺激引起的脑区激活位置。

二、功能磁共振成像的过程

首先，把人体置于 fMRI 成像设备中，设备的主磁场对人体组织水中的氢原子核作用并形成一个净磁化强度矢量，也就是生成 MRI 图像所必需的基本物理量。然后，对人体施加一个无线射频脉冲，对应的人体部位（如大脑）附近放置的接收线圈中感生出交变电流，这个交变电流的强度就是构建磁共振图像所要采集的信号。交变电流强度的衰减速率与人体组织内的微观磁场均匀性有关，也就是说，磁场越均匀，交变电流强度衰减的速度越慢，相应的信号持续时间越长。在功能磁共振成像中，持续时间长的信号给出的图像信号就强。

其次，当大脑的特定区域接受刺激，进行智力活动或受到药物的作用时，部分相关脑区会激活，其附近脑血流、血容积、血氧等在相应部位会发生变化，与之相关的是来自这个区域的用于构造 fMRI 图像的信号（如 BOLD）会轻微地增强（大约 1% 的数量级）。

在人体组织中，毛细血管内的血红蛋白会引起微观磁场的变化，即造成磁场的不均匀性（也称梯度）。这种微观磁场梯度会使信号变短，变短的程度与血液的磁化率的大小有关，这里的磁化率是表征在磁场作用下产生的磁化强度的大小的一个量。而血液的磁化率又与血液中的氧合血红蛋白（有氧分子附着的血红蛋白）浓度有关。富含氧合血红蛋白的血液的磁化率与组织水近似，而富含脱氧血红蛋白（去除氧分子的血红蛋白）的磁化率则与组织水有较大差别。因此，氧合血红蛋白浓度的变化就会造成磁化率的变化，进而造成磁共振感应电流信号的变化。

当大脑进行上述活动时，对应的神经细胞活动的增强会引起局部血流的增加，其结果是脱氧血红蛋白的浓度降低，氧合血红蛋白浓度升高，这使得血管中的磁化率比含高浓度脱氧红细胞时更接近于周围组织。也就是说，局部磁场变得更均匀，磁共振图像信号持续时间加长，因此磁共振图像信号强度增加。当周期性地加上与不加某种刺激，大脑中受激发区的磁共振功能图像（fMRI）信号就会相应地周期性地增强与降低。

用现在的磁共振成像系统进行磁共振功能成像，扫描被激发区域的时间分辨率约为 1s，空间分辨率约为 2mm，获取某一层面的磁共振功能图像的时间约为 100ms 或更短一些。在某些条件下，利用 fMRI 方法定性观察在一种刺激下的脑功能对应的皮质活动区域，获得图像的空间分辨率甚至可以达到 1mm 以下。这明显高于 PET 等传统脑成像方法的空间分辨率，且 fMRI 还有较高的采样速度，实验结果也具有一定的可重复性，这就使得跟踪比较研究某些认知过程和神经系统功能性疾病成为可能。除此之外，还可以利用选择性化学移位快速梯度回波成像与定位核磁共振波谱（magnetic resonance spectroscopy，MRS）相结合的方法研究脑活动过程中各区域的神经递质及代谢产物的变化，实现在分子水平上无损伤地研究神经系统活动。

三、功能磁共振成像数据处理

脑功能磁共振实验的主要目的是探测脑部的各个功能区，通过测量某些生理信号（如脑血氧含量、脑血流以及脑葡萄糖代谢率等）空间分布的时间或任务相关的数据序列来得到功能区位置。

功能磁共振数据处理的主要方法大致可以分为两类：模型驱动分析法（model-driven）和数据驱动分析法（data-driven）。模型驱动分析法主要包括方差分析和广义线性模型（general linear model）。目前 fMRI 常用的数据处理软件如 SPM（statistical parametric mapping）、AFNI（analysis of functional neruoimages）等都是基于模型驱动的数据处理方法。数据驱动方法具体包括主成分分析（principle component analysis，PCA）、聚类分析（clustering analysis，CA）和独立成分分析（independent component analysis，ICA）等方法。

模型驱动分析法以统计学为基础，其基本思想是：首先选用某种统计学方法把功能磁共振成像时间序列数据转换成统计参数图；其次设定一阈值，统计参数图中大于该阈值的相应位置的体素即为激活的体素，激活体素的全体构成激活区域。

t 检验在功能磁共振成像图像统计分析中有较多的应用。用两个一维数组分别描述同一体素在整个实验过程的不同条件下（刺激和静息）的血氧水平依赖加权信号，对这两个数组进行 t 检验，若两者在某一显著性水平上有差异，则说明该体素的信号在功能刺激前后发生变化，该体素被标记为激活体素。

相关分析在功能磁共振成像定位分析中的应用也较多。由功能磁共振成像的原理可知，血氧水平依赖信号是随着刺激的出现和消失而呈规律性变化，通过预测血氧水平依赖信号对刺激的反应曲线的形状，计算每个体素的时程和该参考波形之间的相关系数，这些相关系数构成统计参数图。通过对统计参数图进行阈值处理，获得脑的激活区域，从而实现功能定位。相关分析技术对生理性噪声不敏感，运动伪影会严重影响相关分析对活动区域的检出。

方差分析技术不需要对活动时程的形状做任何先验性的假设。方差分析技术的基础是简单的信号平均理论，它把功能磁共振成像时间序列看成是包含两个分量的信号，一个分量是真正的刺激反应信号，另一个分量是由不相关的生理性活动和随机噪声形成的随机波动信号。对在整个实验过程中获得的时间序列图像进行平均后，伴随着刺激的出现和消失的脑活动信号（重复出现的信号）的幅度没有减小，而噪声分量的信号幅度减小了。噪声分量幅度的减小可通过计算平均前后的数据集方差得到验证。为了探测活动区域，要计算每个体素的平均数据集的方差与未平均的数据集的方差之比，这一比值也是 F 检验值，由每个体素的 F 检验值构成了统计参数图。对于那些在随机强度变化的区域中的体素，这一比值大约是 $1/n$，n 是实验过程的周期数，而在活动区域中的体素，该比值要明显高于 $1/n$。据此，可对统计参数图进行阈值处理，从中获取激活区域。

上述模型驱动方法需要一个先决条件：假设脑的活动时程在图像分析前是已知的（即假设脑的活动伴随着刺激时程的变化而变化）。当功能磁共振成像应用于对脑的单一功能定位时，这些实验所使用的刺激方案是周期性的（组块设计），因此对这类实验，在定位分析前可根据刺激时程预测脑的活动时程，然后利用预测的脑活动时程进行统计学定位分析。

模型驱动的方法需要预先假设大脑对刺激的时间响应曲线形式，这在有些情况下是可以实现的，如视觉刺激试验、听觉刺激试验等，可以根据刺激呈现的时间、频率等假设出大脑响应的时间曲线形状。但是，在有些情况下就不能预知刺激形式，如检测癫痫病人大脑中癫痫病灶区的实验。癫痫病人大脑的棘波发放通常未知，即使能预知刺激出现的时间，也不能推测出大脑的响应曲线形状。又如疼痛和药物的 fMRI 实验，虽然可以预知刺激发生的时间，但刺激在大脑中引起的响应的持续时间是未知的，也无法假设大脑响应的时间曲线形式。对于上述类似情况的 fMRI 实验，模型驱动的数据处理方法是无能为力的，因而模型驱动的数据处理方法的应用有一定的局限性。

数据驱动的处理方法不需要预先假设大脑响应的时间曲线形式，它主要利用多元统计的原理，仅利用数据内在结构提取具有统计意义的脑功能区信息，所以相对于模型驱动方法通常具有更好的自适应性和信息挖掘能力。

对复杂脑功能定位则应用数据驱动方法。对于诸如人的学习和记忆、吸毒者的大脑对吸毒场景的反应等复杂脑功能的功能磁共振成像试验，对受试者不可能实施周期性刺激，只能实施事件相关刺激。为了适应对复杂脑功能实验获得的图像进行功能定位分析的需要，人们借鉴模式识别中的数据挖掘技术提出了很多的定位分析方法，如主成分分析技术、模糊聚类和独立成分分析等。相对于模型驱动的分析方法，这些方法能分离脑对不同类型刺激反应的能力，而不需对脑活动时程做任何先验性假设，它们只依赖于功能磁共振成像图像数据驱动方法数据，所以，这类方法又称为数据驱动的方法。

主成分分析的重要应用是数据压缩，在众多的变量之间找出主要的支配因素就有可能既压缩变量个数又最大限度地保留了有用信息。目前，主成分分析在功能磁共振成像信号分析中的作用主要是与其他方法结合，达到减少数据维数的目的。

模糊聚类技术应用到功能磁共振成像图像分析时是对体素时程进行聚类划分。目前，模糊聚类技术（分析）有很多算法，应用最广的是模糊 C-均值聚类算法。模糊 C-均值聚类划分的原则是根据准则函数使类内距离最小，同时使类间距离最大。

独立成分分析的主要目的是解决信号处理中遇到的盲源分离问题。在医学领域中，独立成分分析很好地解决了心、脑电信号的不同成分的分离问题。1998 年，McKewon 等率先把独立成分分析引入到功能磁共振成像信号的分析和处理领域，并得到了较好的分析结果，近年来这已经成为功能磁共振成像信号分析和处理领域的研究热点。

功能磁共振成像时间序列信号是由不同成分的信号构成的，这些成分主要包括不同任务或刺激激活的脑功能信号、头部微小运动造成的伪影信号、机器噪声信号、随机噪声信号、人的生理性脉动和呼吸信号等。目前，把构成功能磁共振成像时间序列信号的不同成分称为源信号，这些源信号经混合（通过成像系统）后形成了时间序列信号。如何通过测量得到的时间序列信号把源信号分离出来，实际上也是一个盲源分离问题。

利用独立成分分析方法分析功能磁共振成像时间序列图像，先把时间序列 MR 图像数据集转换成数据矩阵 X（同模糊 C-均值聚类分析方法中的 X），该矩阵的行包含空间信息，列包含时间信息。源信号（C）经混合矩阵（M）形成测量信号（X），这一混合过程可用矩阵方程 $X=MC$ 来表示。独立成分分析就是试图从矩阵方程 $X=MC$ 解出 $C=M^{-1}X=WX$，即把混合信号分解成空间上相互独立的源信号，其中 W 称为去混合矩阵，W 的第 i 个列向量代表第 i 个分量图的时程。各独立分量（源信号）构成矩阵 C，C 的第 i 个行向量表示第 i 个分量图。解矩阵方程的方法有很多，独立成分分析＝目标函数＋最优化算法，选择不同的目标函数，针对该目标函数设计相应的算法使目标函数达到最优，可以形成不同的独立成分分析算法。因此，独立成分分析方法的特性依赖于目标函数和最优化方法的选择。目前，比较好的方法是基于信息最大化原理的迭代神经网络学习算法以及 informax 和 fastica。

实验十八　基于 SPM 的功能磁共振影像数据处理

（一）实验目的
1. 掌握功能磁共振成像（fMRI）的成像基本原理；
2. 了解使用 SPM 实现功能磁共振成像数据处理的方法。

（二）实验器材与设备
计算机或图形工作站、Matlab 7 软件。

（三）实验方法与步骤
1. SPM 介绍　统计参数图分析（statistical parametric mapping，SPM）指对脑功能图像构造统

计参数图并进行统计分析的过程，目的是通过对 SPECT/PET&fMRI 的脑功能显像数据进行统计分析，从而得出有统计意义的结论。SPM 系列软件免费向神经影像界提供，旨在促进各个实验室及影像界之间能够在一个通用分析框架下进行合作。

SPM 相关理论首先是由 Karl J Friston 提出，并于 1991 年形成当时名为 SPM classic 的软件。1994 年，第一个重要的 SPM 软件修订版 SPM94 推出，其后随着理论与技术的不断进步而发展升级。该软件可以从 SPM 课题组的主页（http：//www. fil. ion. ucl. ac. uk/spm）下载，同时可以下载培训教程，对 SPM 涉及的图像空间变换、各种实验设计的统计模型理论都作出了详细的说明。

2. SPM 的功能磁共振影像数据处理流程

（1）影像预处理：预处理过程包含几个重要的步骤，这些步骤的主要目的就是使 SPM 能够对这些数据做更好的统计分析。关于数据的采集，SPM 对所处理的数据有一些严格的要求，在实验过程中要严格控制被试者的头动，虽然 SPM 具有头动矫正功能，但在头动超过一定限度时，为保证实验的精确性，要坚决废弃那个序列的影像数据。

1）对齐（realignment）：即使对被试者的头部做了很好的固定，在实验过程中，被试者也会不由自主地有一些轻微的头动，这在 fMRI 实验中尤为明显。这一步就是把一个实验序列中的每一帧影像都和这个序列的第一帧影像对齐，以矫正头动。做完这一步，能给出该序列中被试者的头动情况，以作为是否放弃该数据的依据。

2）空间标准化（normalization）：由于被试者大脑在解剖结构上的差异，需要把不同的大脑图像进行空间标准化处理，将其转化为大小和朝向都相同的标准化图像。SPM 所用的是蒙特利尔神经学研究所（Montreal Neurological Institute）的 ICBM（International Consortium for Brain Mapping）152 人标准脑图谱。它和传统意义上的标准脑图谱即 Talairach 脑图谱在大小和坐标上都有一定的差异。

3）平滑（smooth）：用一个高斯核（Gaussian kernel）对图像进行三维卷积，主要目的有两个：第一是确保图像数据具有随机高斯场的性质，以满足 SPM 的统计假设；第二是为了平滑图像，提高信噪比。图像对齐和空间标准化使得各个体素之间的关联性被改变，高斯平滑使相邻的体素共享更多的信息。高斯平滑的参数一般设定为分辨率的 2~3 倍。在 fMRI 实验中，由于仪器的差异、被试个体的差异以及信噪比的不同，即使用相同的扫描矩阵，也会给出不同的分辨率，所以我们一般用体素的大小来表征分辨率。

（2）影像的统计处理：先进行统计模型设置及参数估计，SPM 在这一部分确定分析图像数据的统计模型，并进行后续的参数估计。在模式（modality）内部决定使用何种统计模型的因素有研究对象数目、是否有协变量、研究条件（condition）数目、是否有以上各个因素之间的交互作用和研究效应是固定效应还是随机效应。模型设置完成后进行模型估计，指估计上述设计模型的各项参数。估计完成后，给出包含各个参数的 SPM. mat 文件。SPM 最终得出的结论是对某种刺激的脑功能响应进行定位。

（3）结果观察：完成上述步骤后，程序自动进行统计推断并得到推断结论。结论将显示出明显激活的区域并给出激活区域的坐标。使用者能够找出这些激活区的精确的解剖部位。在 SPM 的结果显示界面上，有三个正交平面上的最大强度投影（maximum intensity projection，MIP）。同时显示的还有设计矩阵（design matrix）和对比（contrast）设置。用户可以分别在容积（volume）、簇（cluster）、组（set）三个范围内观察体素值有显著意义差别的区域所在的位置与坐标值。除了最大强度投影图外，界面还可以将某个有意义的具体解剖部位显示出来，包括横断面逐层显示（slices）、矢状面横断面冠状面切层显示（sections）、表面绘制显示（render）。

3. 听觉刺激功能磁共振影像数据 SPM 处理示例　　听觉功能是人脑基本的认知功能之一。长期以来，对于听视觉功能皮质的定位依据是传统医学方法，随着功能磁共振技术的出现，无损伤、高分辨率定位成为可能。听觉刺激实验是为准确探测脑听觉功能皮质位置而设计的。

我们使用某次听觉刺激功能磁共振试验所得的影像数据进行 SPM 处理，演示功能磁共振影像的处理过程。所使用的影像数据由 2T 磁共振成像系统获取，由 EPI 序列采集，用于观察 BOLD 信号变化。影像共 96 组，每组由 64 个连续切片组成，并且每组自成一个 ANALYZE-7 格式的文件（即一个头文件和一个相应的图像文件）。激活实验的刺激任务采用使被试者在间歇和听觉刺激之间交替转换的方式进行，功能数据开始于第 4 组，即文件 fM00223-004.｛img，hdr｝。结构图像（文件名为 sM00223-002）也被获得。使用 SPM8 软件包，在 Matlab 7.11 平台操作系统进行了实验（＊原始影像来源于 SPM 官方网站，部分演示步骤来源于 spm8-manual 官方文件）。

将 SPM8 复制到 Matlab 下的一个文件夹（SPM8 需要和 Matlab 7.1 或以上版本配合使用）。启动 Matlab，首先选中菜单栏上的 File，弹出下拉菜单 set path，添加 SPM8 文件的安装路径，在 Matlab 命令窗口中输入 spm 即可启动。然后选择 fmri，也可以在 Matlab 窗口直接输入 spm fmri，弹出 SPM8 的菜单窗口如图 8-1 所示。

打开 SPM 主窗口。SPM 主窗口由三部分组成，即 spatial pre-processing（空间预处理）和 model specication，review and estimation（模型设定、审查与估计）以及 inference（接口）。

选中 Realign 下拉菜单中的（Estimate&Reslice）（估计和再切层），弹出相应的数据对齐编辑界面如图 8-2 所示。

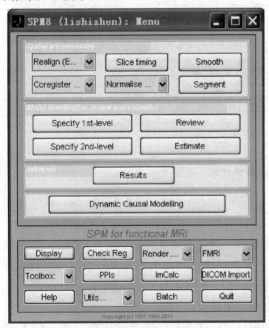

图 8-1　SPM8 主处理菜单

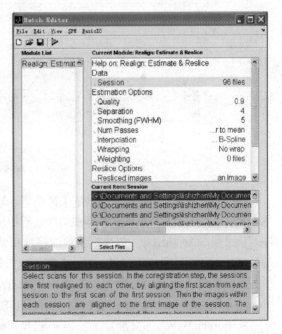

图 8-2　对齐编辑界面

高亮显示 data，选择 New Session（新进程），然后高亮显示新创建的 Session 选项。

单击 Select Files（选择文件），使用 SPM 文件选择窗口选中 fM00223_004.img ～ fM00223_099.img 的所用功能图像，共 96 层。

保存工作文件，命名为 realign.mat，单击运行按钮（工具栏中的箭头）；运行对齐工作模式后，产生的对齐校正图像将保存在功能图像的目录下，在这些图像名称的前缀加入了"r"，以示区别，图 8-3 是 SPM 进行对齐后的输出。

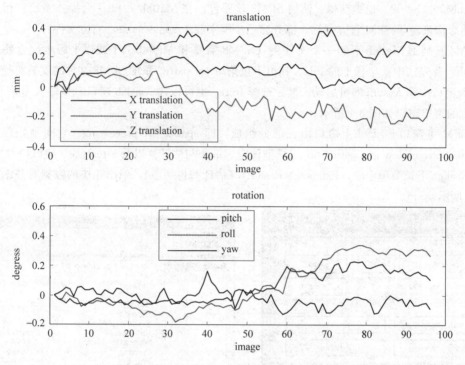

Image realignment

 1 G:\Documents and Settings\lishizhen\My Documents\MATLAB\spm8\MoAEpilot\fM00223\fM00223_004.img
 2 G:\Documents and Settings\lishizhen\My Documents\MATLAB\spm8\MoAEpilot\fM00223\fM00223_005.img
 3 G:\Documents and Settings\lishizhen\My Documents\MATLAB\spm8\MoAEpilot\fM00223\fM00223_006.img
 4 G:\Documents and Settings\lishizhen\My Documents\MATLAB\spm8\MoAEpilot\fM00223\fM00223_007.img
 5 G:\Documents and Settings\lishizhen\My Documents\MATLAB\spm8\MoAEpilot\fM00223\fM00223_008.img
 6 G:\Documents and Settings\lishizhen\My Documents\MATLAB\spm8\MoAEpilot\fM00223\fM00223_009.img
 7 G:\Documents and Settings\lishizhen\My Documents\MATLAB\spm8\MoAEpilot\fM00223\fM00223_010.img
 8 G:\Documents and Settings\lishizhen\My Documents\MATLAB\spm8\MoAEpilot\fM00223\fM00223_011.img
 9 G:\Documents and Settings\lishizhen\My Documents\MATLAB\spm8\MoAEpilot\fM00223\fM00223_012.img
10 G:\Documents and Settings\lishizhen\My Documents\MATLAB\spm8\MoAEpilot\fM00223\fM00223_013.img
11 G:\Documents and Settings\lishizhen\My Documents\MATLAB\spm8\MoAEpilot\fM00223\fM00223_014.img
12 G:\Documents and Settings\lishizhen\My Documents\MATLAB\spm8\MoAEpilot\fM00223\fM00223_015.img
.... etc

图 8-3　对齐后的输出界面

图 8-3 中的 translation 表示被试头部在 X、Y、Z 三个方向的平动，分别用红、绿、蓝三种颜色表示。Rotation 表示被试者头部在实验过程中绕 X、Y、Z 三条轴的转动角度。横坐标代表这个序列所采集的 96 幅图像，纵坐标表示偏移量和偏移角度，通常要求头动的 X、Y、Z 轴偏移量不超过 ±1mm，偏移角度不超过 ±1°，否则将因为误差太大影响最终结果而放弃数据。当实验数据的头动偏移都在此范围之内时，则全部作为有效数据进行下一步处理。SPM 会同时创建一个 mean_ fM00223004. img 的平均图像，在下一步的空间预处理中应用。

从 Coregistration（配准）下拉表中选择 Coregister（Estimate），则会弹出设定配准任务的 batch editor（编辑框）。

高亮显示 Reference Image（参考图像），将上一步产生的 meanfM00223_004. img 文件保存在和 fM000*. img 同样的文件目录下。

高亮显示 Source Image（源文件）并选中结构图像 sM00223_002. img。

将任务另存为 coreg. job，然后单击运行。

SPM 将在 structural data（结构数据）和 functional data（功能数据）之间执行 coregistration（配准）最大化它们的共同信息，graphics window（图形窗口）的成像如图 8-4 所示。在此情况下，源文

Normalised Mutral Information Coregistration

X1=0.333*X−0.002*Y−0.003*Z−9.648
Y1=0.002*X+0.333*Y−0.013*Z−11.168
Z1=0.001*X+0.004*Y−1.000*Z+8.471

Original Joint Histogram

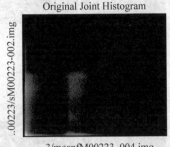

Final Joint Histogram

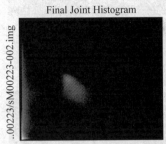

..3/meanfM00223_004.img

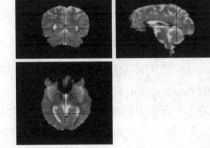

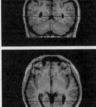

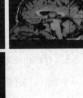

图 8-4　相互配准的听觉数据信息

件的头文件也会被改变，即为结构图像 sM00223_002. hdr。这时，可以用 SPM 主窗口中的 Check Reg 工具检验配准的结果。

单击位于主窗口偏下的 Check Reg 按钮，选择 Reference（参考图像）和 Source（源图像）分别为 meanfM00223_004. img 和 sM00223_002. img，SPM 的 graphics 窗口中的图像如图 8-5 所示。

按下 SEGMENT（分割）按钮，启动 batch editor（编辑框）的分割任务的设定模块。高亮显示 DATA（数据）选择图像文件 sM00223_002. img，保存该工作文件为 segment. mat，然后运行，SPM 将应用默认的优先（prior）组织概率图像分割结构图像。SPM 在默认条件下创建灰质、白质图像和偏置校正结构图像，以上图像可以使用 CheckReg 工具查看，其中图 8-6 即为原始结构图和 c1sM0023_002. img 的影像。图 8-7 显示的是结构图和偏置校正图 msM0023_002. img，图中可以看出位于上方的原始图较下面的颜色要黑一些，原因是偏置校正图中的非一致性被移除。此外，SPM 也会在原结构图文件目录下生成空间标准化参数文件 sM00223_0020_seg_s-n. mat 和反空间标准化参数文件 _sM00223_0020_seg_invsn. mat，这些文件将用于标准化功能数据。

从 Normalise（标准化）下拉表中选择 Normalise（Write），则会弹出设定标准化任务的 batch editor（编辑框）。

高亮显示 DATA，选择新的 Subject（对象）。

高亮显示 Parameter File（参数文件）并选中在前一部分生成的 sM00223_0020_seg_s-n. mat 文件。

高亮显示 images，选中所有的校正功能图像 rfM000＊. img 并写入。

将任务保存为 normalise. mat，然后运行。

SPM 就会将空间标准化文件写入到功能数据文件目录中，这些文件名的前缀为 w。

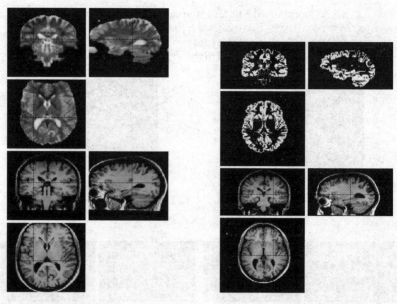

图 8-5 graphics 窗口中的图像　　　　　图 8-6 灰质图和结构图

单击 Smooth（平滑），则会弹出设定平滑任务的 batch editor（编辑框）。

选择 Images to Smooth（待平滑图像），然后选择在上一部分中创建的空间标准化图像^wrf.*。

高亮显示 FWHM（半高宽参数），将其中参数［8　8　8］改为［6　6　6］，使数据在每个方向上平滑 6mm。

保存任务为 smooth. mat 并运行，平滑显示如图 8-8 所示。

单击 Specify 1st-level 按钮，弹出设定 fMRI 任务的 batch editor（编辑框）。

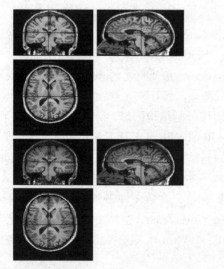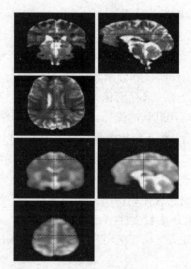

图 8-7 结构图（上组）和偏执　　　　　图 8-8 功能图像（上组）和 6mm
　　　　校正（下组）的结构图　　　　　　　　　平滑功能图像（下组）

打开 Timing parameters（定时参数）选项。

高亮显示 Unit for design（设定单位），选择 scan（以扫描层为单位）。

高亮显示 Interscan interval（中间扫描间隔），输入 7。

高亮显示 Data and Design（数据与设计），并选中 New Subject/Session（新对象/进程），然后

打开新创建的 Subject/Session 选项。

高亮显示 Scans（扫描），选择 swrfM00223_016.img 到 swrfM00223_099.img 等 84 幅经过平滑、标准化的功能图像，可启用文件过滤器功能，只需输入"^s.*"再右击 select all（前提是必须先把前面的 4～15 幅扫描图移到别的目录下），然后单击 Done。

高亮显示 Condition（条件）并选择 New condition。

打开新创建的 Condition 选项，高亮显示 name（名称）并输入 active，选中 onsets（启动向量）输入 6：12：84，选中 Duration（持续时间），输入 6。Onsets 指代输入任务条件的启动向量，代表任务刺激启动的扫描数，而 6：12：84 代表任务从第 6 个 TR 开始，每 12 个 TR 为一个周期。

保存任务为 specify.mat，并运行。

SPM 此时在 DIR/classical 目录下生成 SPM.mat 文件，同时绘制出 design matrix（设计矩阵）。

这里可以使用 SPM 的 review（审查）工具来检验所设定的模型，通过单击 Review 按钮，则会在交互窗口上生成一个可下拉菜单的 design（设计）标号，如图 8-9 所示。若选择第一个条目，SPM 成像如图 8-9 所示；若选择 Explore —→ Session 1 —→ active，则 SPM 的成像如图 8-10 所示，该图左上方是标准血流动力学模型函数与刺激方波函数卷积后的输出，左下方图是标准血流动力学函数，右上方是频域上的高通滤波器，以去除噪声。若选择 design 下的第二个条目，design Orthogonality（正交化设计），SPM 的成像如图 8-11 所示。

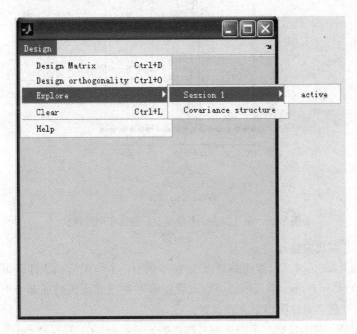

图 8-9 SPM 的交互窗口

单击 estimate 按钮，则会弹出设定估计任务的 batch editor（编辑框）。

高亮显示 Select SPM.mat 选项，然后选择添加保存在 classical 子目录中的 SPM.mat 文件。

将任务保存为 estimated.job 并运行。.SPM 将会向所选定的目录中写入包括 SPM.mat 在内的一些相关文件。

估计任务完成以后，单击 Results（结果）。

选择在上面生成的"SPM.mat"文件，则会弹出 Contrast Manager（对比管理面板）。Contrast Manager 右侧显示 design matrix（设计矩阵），左侧为对比设置，读者可以选择 T-contrast（T 对比检

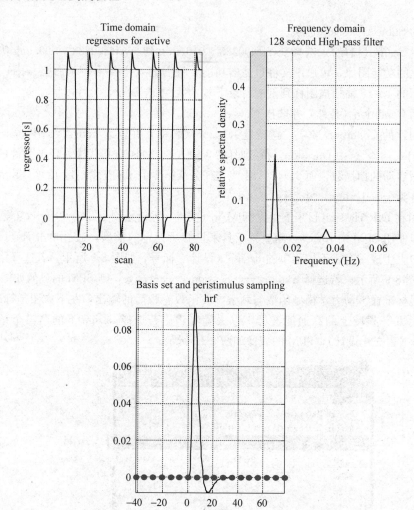

图 8-10　hrf（血流动力学模型）函数和刺激模式

验）或 F-contrast（F 对比检验）。

选择 Define new contrast（设置新的对比），在本例中，主作用活动条件即单边 T 检验可设定为 1（active＞rest）和－1（rest＞active）。当设置正确时在设置面板的底部会有绿色显示，设置错误时响应显示为红色。对比按以下方式设置：

在 contrast name（对比名称）框中填写名称，如 active＞rest，单击 Done；

接着会有以下提示：

Apply masking（应用滤罩），选择 None。

title for comparison（输入对比标题），选用默认名称 active＞rest。

选择 FWE（famliy wise error），设定 P 值为默认值 0.05。

设置 Extent Threshold｛voxels｝为默认值 0，SPM 的输出结果如图 8-12 所示。工作目录中会产生一系列文件，如包含加权参数的图像 con _ 0002. hdr/img、con _ 000-3. hdr/img，还有 spmT _ 0002. hdr/img、spmT _ 0003. hdr/img 等 T-统计图像。SPM 在图表窗口显示统计参数图的最大强度投影图（Max Intensity Projection，MIP）。在三维直角坐标平面投射 glass brain（玻璃

脑），右击 MIP 将弹出一个下拉菜单，左击可移动红色指针到另一新位置。

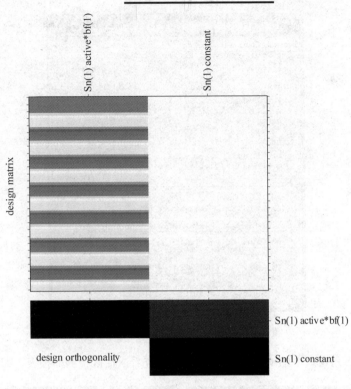

图 8-11　正交设计矩阵

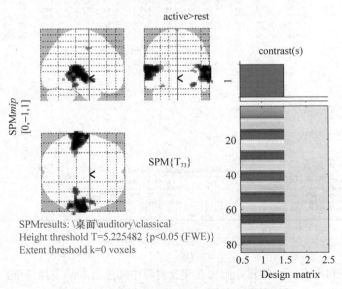

图 8-12　SPM 显示听觉脑皮质的双边激活区域

SPM 的交互式窗口如图 8-13 所示。在本阶段，可以分别在 whole brain（整脑）、current cluster（当前簇）、small volume（容积）3 个范围内观察体素值有显著意义差别的区域所在的位置与坐标值。

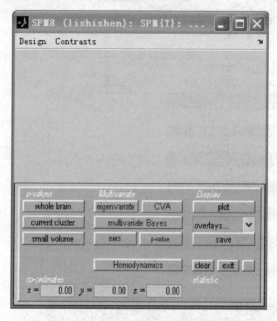

图 8-13 SPM 评估处理结果的交互式窗口

单击 SPM 左下角窗口中的 whole brain 按钮，可查看激活区检测的报表。如图 8-14 所示。

SPM: Satellite Results Table

Statistics: *p-values adjusted for search volume*

set-level		cluster-level				peak-level					mm mm mm		
p	c	$p_{FWE-corr}$	$q_{FDR-corr}$	k_E	p_{uncorr}	$p_{FWE-corr}$	$q_{FDR-corr}$	T	($Z_{\equiv}$)	p_{uncorr}			
0.000	8	0.000	0.000	1818	0.000	0.000	0.000	13.12	Inf	0.000	-62	-26	14
						0.000	0.000	11.52	Inf	0.000	-66	-22	8
						0.000	0.000	11.16	Inf	0.000	-44	-32	12
		0.000	0.000	1366	0.000	0.000	0.000	12.64	Inf	0.000	58	-22	12
						0.000	0.000	11.55	Inf	0.000	64	-12	-2
						0.000	0.000	9.56	7.67	0.000	58	-38	6
		0.000	0.000	132	0.000	0.000	0.000	7.65	6.53	0.000	36	-30	-14
		0.000	0.007	24	0.005	0.001	0.022	6.47	5.73	0.000	52	2	48
		0.000	0.003	32	0.001	0.002	0.055	6.20	5.54	0.000	-30	-32	-18
		0.002	0.054	11	0.040	0.005	0.121	5.96	5.36	0.000	30	-26	10
		0.008	0.171	5	0.150	0.012	0.257	5.72	5.18	0.000	38	-26	8
		0.013	0.259	3	0.259	0.025	0.493	5.51	5.02	0.000	-44	42	10

table shows 3 local maxima more than 8.0mm apart

Height threshold: T = 5.31, p = 0.000 (0.050)
Extent threshold: k = 0 voxels, p = 1.000 (0.050)
Expected voxels per cluster, <k> = 2.540
Expected number of clusters, <c> = 0.05
FWEp: 5.308, FDRp: 6.275, FWEc: 3, FDRc: 24

Degrees of freedom = [1.0, 73.0]
FWHM = 10.1 10.1 8.6 mm mm mm; 5.1 5.0 4.3 {voxels}
Volume: 1763272 = 220409 voxels = 1864.4 resels
Voxel size: 2.0 2.0 2.0 mm mm mm; (resel = 109.67 voxels)

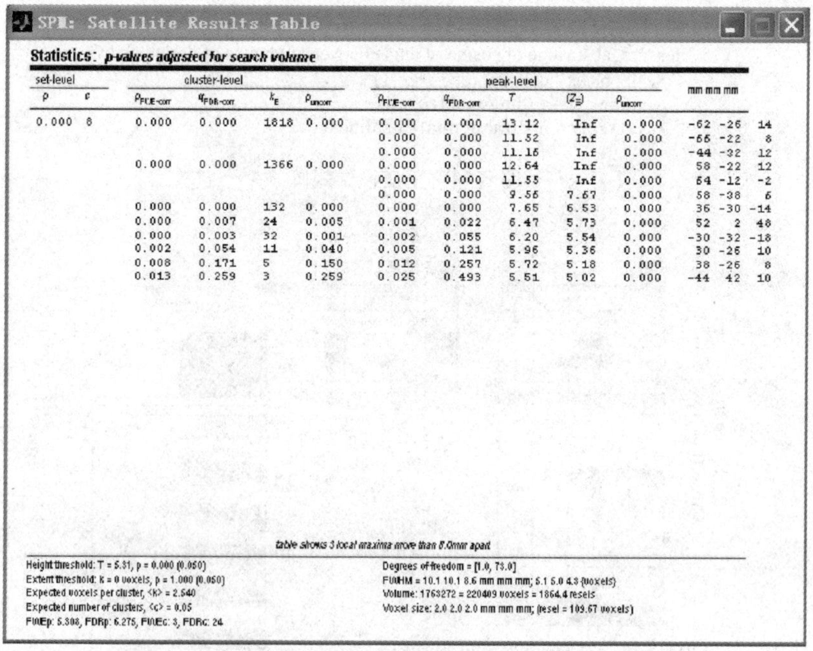

图 8-14 激活区检测的报表

在 SPM 交互窗口单击 plot 按钮，则会在交互窗口中间弹出 plot 下拉菜单，如图 8-15 所示。选择 Fitted responses，which contrast?［active>rest］，predicted or adjusted response?［predicted］

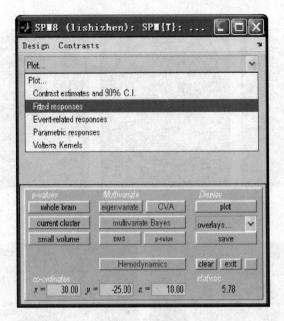

图 8-15　SPM 评估处理结果的交互式窗口

在 plot against 下拉菜单中选择 scan or time，则会在 SPM 的图像窗口同时显示 BOLD 时间序列（点划线）以及实验设计参考波的曲线（灰色粗线），如图 8-16 所示。

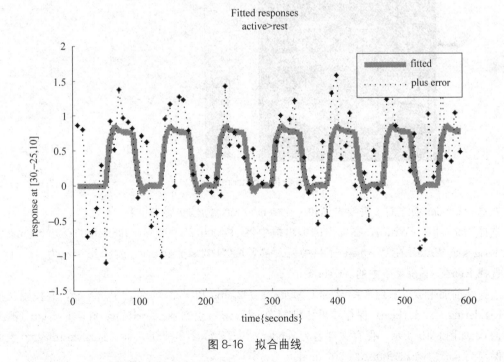

图 8-16　拟合曲线

下面就可以将有意义的具体解剖部位显示出来。显示方式包括横断面逐层显示（slices）和矢状面、横断面、冠状面切层显示（sections）及表面显示（render）。

单击 overlay，打开下拉菜单中的 slice 和 section 选项得到的结果显示分别如图 8-17、图 8-18 所示，图中亮色区域即为功能区。

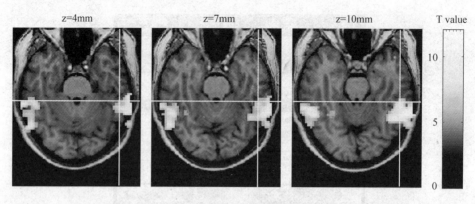

图 8-17　slice 显示

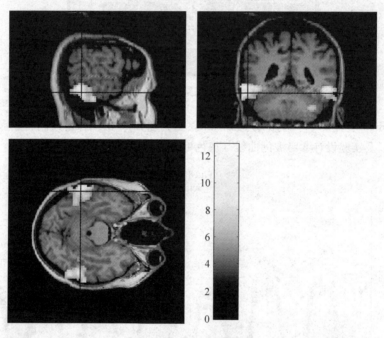

图 8-18　section 显示

在选择 render 项之前，需要先创建一个 rendering，操作步骤如下：

选择 Normalise（Write），在弹出的编辑框中将 c1sM00223 002. img 和 c2sM00223 002. img 文件写入 Images to Write，在 Parameter File 中写入 sM00223 002 seg sn. mat，改 voxel size 为［1　1　3］。

选择 Render 下拉菜单中的 Xtract Surface。

选择在前面生成的灰白质图像 wc1sM00223 002. img 和 wc2sM00223 002. img，并按默认的选项（Rendering and Surface）保存结果。SPM 在图形窗口绘制 rendered anatomical image（渲染解剖图像），如图 8-19 所示。保存文件名为 render＿wc1sM00223＿002. mat。surface Image（表面图像）保存为 surf＿wc1sM00223＿002. mat。

在 SPM 的交互输入窗口单击 overlay，在下拉菜单中选择 render，如图 8-20 所示。

在弹出窗口中选择 render＿wc1sM00223＿002. mat 文件，单击 Done。

返回交互窗口，继续操作 style、Brighten blobs［none］、which colors［RGB］，在 SPM 的图形窗口会显示将激活区叠加到三维脑表面的图像显示结果，如图 8-20、图 8-21 所示。

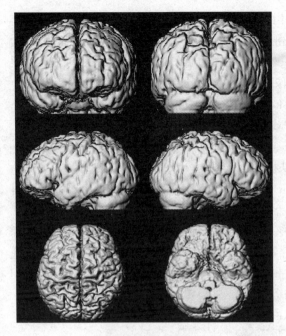
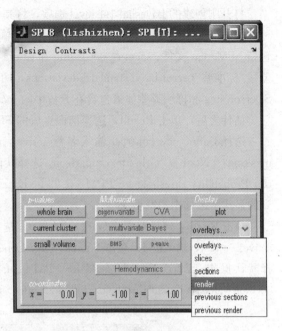

图 8-19　渲染解剖图像　　　　　　　　图 8-20　SPM 评估处理结果的交互式窗口

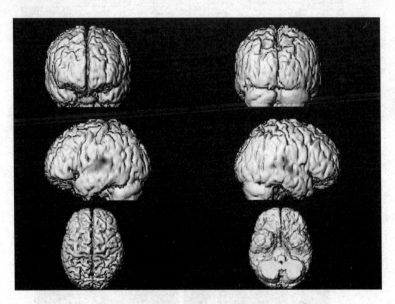

图 8-21　三维脑上的激活区（render 显示）

单击 Specify 1st-level 按钮，弹出 fMRI specification（指定任务）编辑框。

单击 file，载入 specify. mat 文件。

高亮显示 Data&Design，在 Scans 选项中导入未平滑的功能图像 wrfM00223 _ 016. img～wrfM00223 _ 099. img，单击 Done。

将任务另存为 specify _ bayesian. mat 并保存到 DIR/bayesian 目录下，单击 run。

单击 Estimate 按钮，弹出 model estimation（模型估计）编辑框。

选中 Select SPM. mat 选项，导入 SPM. mat 文件。

高亮显示 Method 并选择 Choose Bayesian 1st-level 项。

打开刚创建的 Bayesian 1st-level 选项，将其中的 AR model order 项置为 0。

将任务另存为 estimate_bayesian.job，并单击 Run，SPM 将在输出目录下生成一系列文件，包括 SPM.mat 文件、Cbeta_0001.img 和 Cbeta_0002.img 估计回归因子图像文件、回归因子误差线/标准差（error bars/standard deviations）图像 SDbeta 0001.img 和 SDbeta 0002.img、Sess1_SDerror.img 和标明哪些体素包含在分析中的 mask.img 图像。

估计之后，单击 Result，选择前面生成的 SPM.mat。

选择 Define new contrast 输入名称 active＞rest，输入值 1，单击 Submit，OK，Done；apply masking？[None]，Title for comparison，选择默认操作；Effect size threshold for PPM [2]，Posterior Probability threshold for PPM [0.99]，Extent threshold [0]，Plot effect size [Yes]；SPM 得到的显示结果如图 8-22 所示。

单击 Result，选择前面生成的 SPM.mat；选择 Define new contrast，选择 F-contrast，输入名称 active！＝rest，输入值 1，单击 Submit，OK，Done；apply masking？[None]，Title for comparison，选择默认操作；Effect size threshold for PPM [default value]，Posterior Probability threshold for PPM [default value]，Extent threshold [0]，Plot effect size [Yes]；SPM 得到的显示结果如图 8-23 所示。

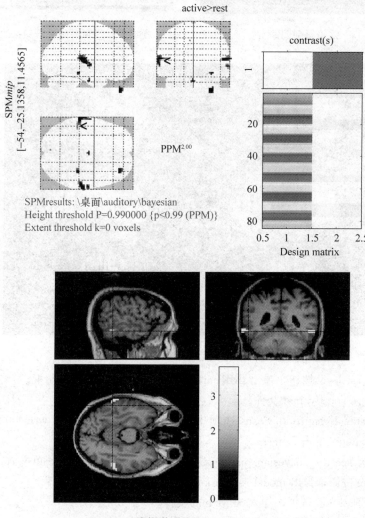

图 8-22　功能激活区图（active＞rest）

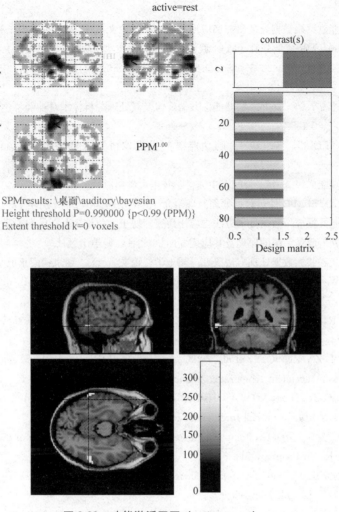

图 8-23 功能激活区图 (active = rest)

(四) 实验结果与分析

最终，我们得到与试验刺激对应的大脑皮质功能激活图。由图 8-23 可得，作为刺激区的大脑枕叶皮质区域信号明显增高，说明大脑接受听觉刺激，引起该区域局部脑血流变化，fMRI 信号明显增加，证明大脑皮质两侧区域是听觉功能区。这一结论符合生理事实，与传统研究的结果一致。

（李文博　景　斌）

参 考 文 献

陈华富. 2004. 磁共振响应信号的模型与脑功能定位的磁共振方法研究 [博士论文] [D]. 成都：电子科技大学.

黄海莹. 2008. 基于 fMRI 的脑功能探测研究 [硕士学位论文] [D]. 成都：电子科技大学.

汲业，冯士刚，刘文宇. 2005. SPM 和 AFNI 的性能比较 [J]. 中国医学影像技术，(21)：336-338.

雷震，胡德文. 2001. SPM 中的图像空间预处理技术及其在功能磁共振图像分析中的应用 [J]. 医学信息，(11)：717-714.

李题韬，王惠南. 2007. 基于统计参数图的脑功能磁共振成像数据处理方法 [J]. 生物医学工程学杂志，

（24）：477-480.

李喧. 2007. 脑功能磁共振数据处理研究和应用［硕士学位论文］［D］. 成都：电子科技大学.

刘定西，于群. 2000. MR 成像分册［M］. 武汉：湖北科学技术出版社，10-17，73-78.

骆姚星，唐一源，伍建林，等. 2003. 脑功能成像分析软件 SPM 使用介绍［J］. 中国医学影像技术，19：926-928.

聂生东，汪洪志，李雯，等. 2005. 脑功能磁共振成像及其处理分析技术对神经科学研究的价值［J］. 中国临床康复，（29）：162-165.

孙学军，刘买利，叶朝辉，等. 2001. 脑功能磁共振成像研究进展［J］. 中国神经科学杂志，（17）：270-272.

唐孝威. 1999. 脑功能成像［M］. 合肥：中国科学技术大学出版社. 60-90.

吴义根，李可. 2004. SPM 软件包数据处理原理简介［J］. 中国医学影像技术，（20）：1768-1772.

曾翎. 2008. 功能磁共振成像数据处理方法与应用研究［博士学位论文］［D］. 成都：电子科技大学.

赵喜平. 2000. 磁共振成像系统的原理及其应用［M］. 北京：科学出版社.

周卉芬. 2007. 功能磁共振数据处理方法研究［硕士学位论文］［D］. 南京：南京航空航天大学.

BACKFRIEDER. W. 1996. Quantification of intensity variations in functional MR images using rotated principal component［J］. Phys Med Biol，41：1425-1438.

BAUMGARTNER R，SOMORJAI R，SUMMER R，et al. 2000. Resampling as a cluster validation technique in fMRI［J］，Magnnetic Resonance Imaging，11（2）：228-231.

CHEN H F，YAO D Z，ZHOU Y，et al. 2003. Analysis of fMRI data by blind separation of data in a tiny spatial domain into independent temporal component［J］. Brain Topography，15：223-232.

DIMITRIADOU E，BARTH M，WINDISCHBERGER C，et al. 2004. A quantitative comparis-on of functional MRI cluster analysis［J］. Artificial Intelligence in Medicine，31：57-71.

GAO JH，YEE SH. 2003. Iterative temporal clustering analysis for the detection of multiple response peaks in Fmri［J］. Magn Reson Imaging，21：51-53.

GUILLAUME. The FIL Methods group SPM Introduction［EB/OL］. （2012-09-10）［2012-09-15］. http：// www. fil. ion. ucl. ac. uk/spm/doc/.

GUILLAUME. The FIL Methods group SPM Introduction［EB/OL］. （2012-09-10）［2012-09-15］. http：// www. fil. ion. ucl. ac. uk/spm/data/auditory/.

LOGOTHETIS NK，PAULS J，AUGATH M，et al. 2001. Neuro Physiological investigation of the pasis of the fMRI signal［J］. Nature，41（6843）：150-157.

MCKEOWN MJ，MAKEIG S，BROWN GG，et al. 1998. Analysis of fMRI data by blind separation into independent spatial components［J］. Hum Brain Map，6（3）：160-188.

MORITA CH，HAUGHTON VM，CORDES D，et al. 2000. Whole-brain functional MR imaging activation from a finger-tapping task examined with independent component analysis［J］. A JNR Am J Neeroadiol，21（9）：1629-1635.

OGAWA S，LEE TM，KAY AR，et al. 1990. Brain magnetic resonance imaging with contrast dependent on blood oxygenation［J］. Proc Natl Acad Sci，（87）：9868-9872.

RAMSEY N，HOOGDUIN H，JANSMA JM. 2002. Functional MRI experiments：acquisition，analysis and interpretation of data［J］. Eur Neuropsychopharmacol，12（6）：517-526.

STONE JV. 2001. Blind source separation using temporal predictability［J］. Neural Comput，13：1559-1574.